Lorena Loor
Virginia Pincay

Biomasa y salud

Lorena Loor
Virginia Pincay

Biomasa y salud

Intervenciones de enfermería en pacientes con enfermedades respiratorias asociadas al humo de biomasa

Editorial Académica Española

Imprint
Any brand names and product names mentioned in this book are subject to trademark, brand or patent protection and are trademarks or registered trademarks of their respective holders. The use of brand names, product names, common names, trade names, product descriptions etc. even without a particular marking in this work is in no way to be construed to mean that such names may be regarded as unrestricted in respect of trademark and brand protection legislation and could thus be used by anyone.

Cover image: www.ingimage.com

Publisher:
Editorial Académica Española
is a trademark of
Dodo Books Indian Ocean Ltd. and OmniScriptum S.R.L publishing group

120 High Road, East Finchley, London, N2 9ED, United Kingdom
Str. Armeneasca 28/1, office 1, Chisinau MD-2012, Republic of Moldova, Europe
Printed at: see last page
ISBN: 978-613-9-43384-1

ÍNDICE DE CONTENIDOS

UNIVERSIDAD ESTATAL DEL SUR DE MANABÍ

INSTITUTO DE POSGRADO

MAESTRÍA EN GESTIÓN DEL CUIDADO

Título: Intervenciones de enfermería en pacientes con enfermedades respiratorias asociadas al humo de biomasa

Autor: Lcda. Loor Alvarado Lorena María

Tutor: Lcda. Pincay Pin Virginia Esmeralda, Mg.

RESUMEN

Las intervenciones de enfermería en pacientes con enfermedades respiratorias asociadas al humo de biomasa son esenciales para proporcionar cuidados integrales y promover la mejora de la salud respiratoria en estas poblaciones, se centran en la evaluación y monitorización, educación y consejería, manejo de síntomas y tratamiento, promoción de la adherencia al tratamiento, apoyo emocional y manejo del estrés, y coordinación del cuidado multidisciplinario, esta tienen como objeto mejorar la educación de los pacientes en cuanto a la prevención. El **objetivo** principal de la presente investigación fue aplicar intervenciones de enfermería mediante la promoción y prevención de enfermedades respiratorias asociadas al humo de biomasa. Para ello se aplicó una **metodología** de tipo descriptiva y observacional, con enfoque cuantitativo, no experimental y longitudinal. Los **resultados** obtenidos sugieren que antes de las intervenciones de enfermería el conocimiento sobre la peligrosidad del humo de biomasa en los pacientes era nulo, sin embargo, luego de la aplicación las charlas proporcionadas a los usuarios y de la elaboración de la guía educativa la comprensión de los participantes aumento en gran medida. Se **concluyó** que las actividades de enfermería enfocadas en la promoción y prevención de enfermedades respiratorias asociadas al humo de biomasa fueron esenciales para la educación y la colaboración multidisciplinaria, la elaboración de la guía educativa influye en el cambio de comportamiento hacia prácticas más saludables y seguras en relación con la exposición al humo de biomasa, al comprender los efectos negativos en la salud.

Palabras clave: afectaciones respiratorias, biomasa, madera, personal de enfermería.

UNIVERSIDAD ESTATAL DEL SUR DE MANABÍ

INSTITUTO DE POSGRADO

MAESTRÍA EN GESTIÓN DEL CUIDADO

Title: Nursing interventions in patients with respiratory diseases associated with biomass smoke

Author: Loor Alvarado Lorena María

Tutor: Pincay Pin Virginia Esmeralda

ABSTRACT

Nursing interventions in patients with respiratory diseases associated with the biomass smokeare essential to provide comprehensive care and promote improved respiratory health in these populations. These interventions focus on assessment and monitoring, education and counseling, symptom management and treatment, promotion of treatment adherence, emotional support and stress management, and multidisciplinary care coordination. The aim to enhance patient education regarding prevention. The main objective of this research was to apply nursing interventions through the promotion and prevention of respiratory diseases associated with biomass smoke. A descriptive, observational methodology with a quantitative, non-experimental, and longitudinal approach was employed. The obtained results suggest that prior to the nursing interventions, there was not patients with knowledge about the hazards of biomass smoke. However, after the implementation of educational talks and the development and presentation of an educational guide, participants' understanding significantly increased. Nursing activities focused on the promotion and prevention of respiratory diseases associated with biomass smoke were crucial for education and multidisciplinary collaboration. It was concluded that an effective educational guide had been influenced by the behavior change towards healthier and safer practices regarding biomass smoke exposure by understanding its negative health effects and preventive measures.

Keywords: respiratory affectations, biomass, wood, nursing staff.

2.   CONTENIDO DEL INFORME

2.1 Introducción del proyecto de titulación

Las enfermedades respiratorias afectan a los pulmones directamente y pueden surgir por las causas pulmonares, cardiovasculares, emocionales y causas graves que pueden llegar a ser mortales, algunos enfermedades como la enfermedad pulmonar obstructiva crónica (EPOC), asma, bronquiolitis son a causa de los principales factores de riesgo que se asocian con el tabaquismo, la contaminación del aire tanto interior como exterior de las viviendas, las exposiciones laborales y la situación de pobreza(1).

El presente trabajo de investigación está enfocado en las intervenciones de enfermería dirigidas a pacientes con enfermedades respiratorias asociados a la inhalación del humo de biomasa, el cual es provocado por la exposición constante a las partículas de humo provenientes de biocombustibles causando problemas en la salud de la población mundial, las enfermedades respiratorias en su más alta incidencia, es producto del humo de leña, carbón, tabaco, dado que los compuestos orgánicos más nocivos se encuentran interiormente en las viviendas por el uso de la cocina a leña, afectando a los niños y personas mayores siendo el grupo de edad más vulnerables(2).

Las personas que están expuestas al humo de la biomasa de manera regular, como las que viven en áreas rurales donde es común cocinar y calentar con este combustible no conocen sobre este tema y el riesgo mínimo de una alergia provocado por este material, hasta el riesgo mayor de desarrollar complicaciones y enfermedades respiratorias como bronquitis crónica, asma y EPOC, además ha relacionado con un mayor riesgo de cáncer de pulmón.

Según la Organización Mundial de la Salud (OMS), la exposición a la contaminación del aire doméstico (HAP) por la quema de combustibles de biomasa para cocinar y calentar es un problema de salud pública importante, particularmente en países de ingresos medianos y bajos. Se estima que HAP es responsable de aproximadamente 4 millones de muertes por año, principalmente debido a enfermedades respiratorias como neumonía y enfermedad pulmonar obstructiva crónica (EPOC), el humo producido por estos combustibles contiene una mezcla compleja de contaminantes dañinos, que incluyen partículas finas (PM), monóxido de carbono (CO) e hidrocarburos aromáticos policíclicos (HAP)(3).

"De acuerdo a estudios realizados según la OMS en el 2018, la polución del aire en el hogar provoca enfermedades no contagiosas que puede empezar con enfermedades respiratorias agudas y llegar hasta enfermedades crónicas, cardiovasculares, accidentes cerebrovasculares, enfermedad pulmonar obstructiva crónica (EPOC), cáncer de pulmón complicaciones que provoca el material tóxico de humo de biomasa" (4).

En América Latina de acuerdo con La Organización Mundial de la Salud (OMS) se ha estimado que la exposición a la contaminación del aire doméstico por la quema de combustibles de biomasa es responsable de aproximadamente 40.000 muertes por año, los niños y las mujeres embarazadas son especialmente vulnerables a los efectos nocivos del humo de la biomasa, que puede tener efectos a largo plazo en la salud y el desarrollo respiratorios (5).

En Ecuador existe una población de 2.680 personas afectada por enfermedades respiratorias agudas, de los cuales 1.395 son mujeres y 1.285 son hombres, el mayor número de casos se presenta en las provincias de Pichincha y Guayas (6), esta incidencia tiene una alta tasa de recurrencia, presentándose entre 4 a 6 veces por año en la zona urbano y 5 a 8 veces en zona rural. El hecho de vivir en comunidades rurales de la zona de Manabí, indica que la accesibilidad de los pobladores a un Centro de Salud para ser atendidos es más difícil, en especial para aquellos que habitan en zonas más remotas o alejadas (7).

Las intervenciones de enfermería juegan un papel vital en la prevención y manejo de las enfermedades respiratorias asociadas al humo de biomasa. Las enfermeras pueden brindar educación a los pacientes y sus familias, evaluar y controlar los síntomas, administrar medicamentos y ofrecer asistencia respiratoria para mejorar los resultados de los pacientes.

Varios estudios han destacado la importancia de las intervenciones de enfermería en el manejo de las enfermedades respiratorias asociadas al humo de biomasa, varios estudios encontraron que las intervenciones dirigidas a reducir la exposición al humo de biomasa pueden ser efectivas para mejorar los resultados de salud respiratoria. Otros autores enfatizaron la importancia de un enfoque multidisciplinario para el manejo de las enfermedades respiratorias asociadas con el humo de la biomasa, donde las enfermeras desempeñan un papel crucial en la educación del paciente y el apoyo para el autocuidado (8).

Las intervenciones de enfermería son fundamentales en la prevención y el manejo de las enfermedades respiratorias asociadas a la exposición al humo de biomasa, a través de la educación, la evaluación, el control, la administración de medicamentos y la asistencia respiratoria, las enfermeras pueden ayudar a mejorar los resultados de los pacientes y reducir la carga de estas enfermedades.

Durante el tiempo se estudió y atendió aproximadamente 100 pacientes mayores de 18 años con trastornos respiratorios en la parroquia Noboa, de los cuales se seleccionaron 30 casos mediante un muestreo no probabilístico por conveniencia, es necesario destacar que este problema surge debido al aumento en el uso de leña como combustible para cocinar y quemar basura, lo cual produce humo que afecta negativamente la salud respiratoria de los habitantes, para solucionar esta problemática, el proyecto de tesis busca mejorar la salud de los residente mediante la implementación de intervenciones de enfermería y educación continua sobre los daños que provoca la exposición al humo de biomasa en la salud individual.

2.2. Planteamiento del problema de investigación

En la actualidad a nivel mundial se frecuenta la exposición al humo de biomasa producto de la quema de diferentes elementos, como son residuos de cosecha, fumadores constantes, quema de basura en el sector, uso en la cocina de leña, factores que causan riesgos graves para la salud del individuo la familia y la comunidad, además es constante el paso de vehículos motorizados aumentando la biomasa mediante el humo que emanan los motores.

Las enfermedades respiratorias relacionadas con la exposición al humo de la biomasa es un importante problema de salud pública en muchas partes del mundo, especialmente en las zonas rurales y los países en desarrollo. A nivel global en concordancia con los datos de la OMS, más de 3,8 millones de individuos mueren por enfermedades respiratorias atribuidas al humo de biomasa y materia orgánica como combustible para cocinar, estadísticamente estos decesos se deben en un 27% a neumonía infantil y adulta, 20% EPOC y 8% cáncer de pulmón (9).

En la actualidad, varios países de América Latina y el Caribe que se encuentran en desarrollo están experimentando un crecimiento acelerado y una urbanización rápida, con tasas que alcanzan alrededor del 80%, respectivamente el consumo de combustible de carbón/biomasa es solo del 16%, todavía hay muchos países y áreas rurales que dependen en gran medida del combustible de biomasa (10). En regiones centroamericanas, más del 90 % de los hogares rurales y aproximadamente la mitad de los hogares urbanos continúan dependiendo de la biomasa para cocinar y estufas, lo que se suma a la carga de contaminantes en el interior (11).

De acuerdo con las estadísticas del INEC en Ecuador, el 11% de las familias en zonas urbanas y el 77% de las familias en zonas rurales utilizan la madera como combustible para cocinar y calentar sus hogares, el uso de la madera como combustible es una práctica común, especialmente en zonas rurales de países en vías de desarrollo, pero también se ha observado en países desarrollados en las últimas décadas (12).

En la parroquia de Noboa, el mayor uso de leña como combustible para cocinar y quema de basura ha resultado en altos niveles de emisión de humos, afectando negativamente la salud respiratoria de los pobladores, a pesar de los esfuerzos para reducir la exposición al humo, ha existido un éxito limitado en la mitigación de los impactos en la salud, la falta de conocimiento y conciencia de los riesgos de la exposición al humo de biomasa entre los residentes también es un problema importante, la comunidad no cuenta con la información necesaria para prevenir los peligros de contraer enfermedades respiratorias, debido al déficit de intervención de enfermería por la falta de educación, estas enfermedades que pueden llegar a ser crónicas.

Debido a todos estos factores que se encuentran presente dentro de esta comunidad, existió la necesidad de realizar este proyecto de investigación con la finalidad de mejorar la situación actual.

2.3. Formulación del problema

Ante los antecedentes expuestos anteriormente, se plantea la siguiente interrogante: ¿Cómo afecta una inadecuada intervención de enfermería en pacientes con enfermedades respiratorias asociadas al humo de biomasa?

2.4. Definición del objeto de investigación

Intervención de enfermería.

2.5. Objetivo general

Aplicar intervenciones de enfermería en pacientes con enfermedades respiratorias asociadas al humo de biomasa.

2.6. Objetivos específicos

- Determinar el nivel de conocimientos de los usuarios sobre las enfermedades respiratorias asociadas al humo de biomasa.
- Describir las actividades de enfermería mediante la promoción y prevención de enfermedades respiratorias asociadas al humo de biomasa.
- Definir las principales determinantes de salud que influyen en las enfermedades respiratorias asociadas al humo de biomasa.
- Diseñar una guía de educación sobre las enfermedades respiratorias asociadas al humo de biomasa.

2.7.   Campo de acción o de estudio

Intervenciones de enfermería en pacientes con enfermedades respiratorias.

2.8.   Supuestos hipotéticos

La efectividad de las intervenciones de enfermería mediante la promoción y prevención de enfermedades respiratorias asociadas al humo de biomasa disminuirá las complicaciones de las enfermedades respiratorias y mejorar la calidad de vida. Como **variable independiente** se define a las intervenciones de enfermería, y como **variable dependiente** a las enfermedades respiratorias asociadas al humo de biomasa.

2.8.1. Tarea de investigación

- Para abordar y dar cumplimiento al primer objetivo, se aplicaron dos encuestas dirigidas a la población de estudio, cuya finalidad es evaluar el conocimiento de las pacientes sobre el humo de biomasa y lo perjudicial que llega a ser para la salud, las preguntas determinaron la importancia de tener bases sobre el tema y compararan entre si el grado de conocimiento existente.

- Para cumplir con este objetivo se preguntó a los usuarios si el personal de enfermería llevaba a cabo actividades a fin de prevenir el riesgo de enfermedades respiratorias asociadas al humo de biomasa, esta proporcionó recomendaciones basadas en evidencia y mejores prácticas para que las sigan las enfermeras, promoviendo una atención estandarizada y con enfoque multidisciplinario para la atención al paciente.

- Para abordar y dar cumplimiento el tercer objetivo se realizó una encuesta al personal de enfermería del Centro de Salud Noboa donde se abordó el objetivo de estudio, identificándose los principales determinantes de salud que contribuyen a la progresión de estas enfermedades.

- El cuarto objetivo se cumplió mediante la elaboración de la guía educativa la cual está dirigida a los pacientes afectados, crucial para promover cuidados estandarizados, prevenir la progresión de la enfermedad, brindar cuidados efectivos y fomentar un enfoque multidisciplinario en la atención al paciente.

2.9.   Justificación

Las intervenciones de enfermería están diseñadas para abordar las necesidades específicas de pacientes individuales , a menudo, se adaptan a la edad, el estado de salud, los antecedentes culturales, preferencias personales del paciente, se utilizan una variedad de habilidades, técnicas para implementar estas intervenciones, incluidas la evaluación, comunicación, pensamiento crítico, resolución de problemas, las intervenciones de enfermería eficaces pueden ayudar a mejorar los resultados de los pacientes, reducir las complicaciones, reingresos hospitalarios además de promover la salud y el bienestar general.

Se fundamentan en el cuidado hacia el individuo, la familia y la comunidad a través de la promoción de salud enfocados a reducir daños irreparables, según el Instituto Nacional de Salud Pública existe un total de 86,531 muertes atribuidas al uso doméstico de combustibles sólidos producidas por la inhalación del humo de biomasa, esto se debe a la falta de conocimiento sobre los factores que pueden conllevar a una enfermedad respiratoria, por lo cual el individuo no toma las correctas medidas preventivas para evitar estas enfermedades (13).

Se realiza este trabajo con el propósito de bridar información para el conocimiento de las enfermedades respiratorias más comunes producidas por la inhalación del humo de biomasa, también se trata de detallar el factor principal que lo causa en la parroquia Noboa, la educación sobre la quema de biomasa le servirá a las personas, familiares y comunidades para mejorar su estilo de vida, tanto al personal de enfermería para investigaciones más profundas y acciones preventivas que fomenten a través de la educación.

La siguiente investigación es viable ya que cuenta con la autorización del director distrital de salud 13D04 24 de Mayo- Santa Ana – Olmedo. Este estudio es factible porque con recursos humanos, económicos, tecnológicos y bibliográficos, que demuestran la importancia del tema, así como encuesta para obtener resultados precisos y recolectar todos los datos necesarios e indispensables para la investigación.

En la presente investigación tiene como objetivo aplicar intervenciones de enfermería en pacientes con enfermedades respiratorias asociadas al humo de biomasa mediante la promoción y prevención que beneficia a los pacientes, familiares y comunidades de la parroquia Noboa al recibir información oportuna, necesaria para disminuir el riesgo de enfermar o complicar las enfermedades respiratorias a causa del humo de biomasa, factor que afecta negativamente en la salud de las personas expuestas y producir cambios positivos a través de las diferentes estrategias educativas aplicadas por el investigador siendo el beneficiario indirecto.

2.10. Metodología y métodos

Tipo de estudio: La presente investigación es de tipo descriptiva, observacional de diseño cuantitativo.

Descriptivo: porque se enfoca en describir las intervenciones de enfermería en pacientes con enfermedades respiratorias asociadas al humo de biomasa en un área geográfica específica y durante un período de tiempo determinado (abril-junio de 2023).

Observacional: se centra en observar las intervenciones de enfermería en estos pacientes, adicionalmente se observan y registran lo que sucede en la población sin manipular ninguna variable o tratamiento.

Diseño de estudio: Posee un enfoque cuantitativo, no experimental, longitudinal.

Cuantitativo: implica la recopilación de datos numéricos a través de la medición de variables cuantitativas, con el objetivo de establecer relaciones causales entre las variables.

No experimental: revisión de las historias clínicas, registros de enfermería de los pacientes, la observación directa de los pacientes y la recopilación de datos demográficos.

Longitudinal: implica la selección de un grupo de pacientes, los cuales son evaluados en diferentes momentos a lo largo del tiempo para medir la evolución de sus conocimientos.

Población: 100 pacientes atendidos con enfermedades respiratorias en el Centro de Salud de la parroquia Noboa.

Muestra: La muestra estuvo conformada por 30 pacientes diagnosticados con enfermedades respiratorias asociados al humo de biomasa, los cuales se seleccionaron mediante un muestreo no probabilístico por conveniencia y a través de las atenciones médicas verificadas en el sistema PRAS.

Criterio de inclusión

- Pacientes diagnosticados con enfermedades respiratorias asociadas al humo de biomasa.
- Pacientes que participen voluntariamente en la investigación y firmen e consentimiento informado.

Criterios de exclusión

- Personas que no desean participar en el estudio de investigación.
- Personas que presenten enfermedades respiratorias asociado a otros factores.

Herramientas informáticas y paquetes estadísticos que se utiliza para el procesamiento y análisis de los datos obtenidos.

Se realizó una revisión bibliográfica y documental sobre el tema en las diferentes bases de datos médicos y páginas oficiales de organizaciones como: pubmed, Elsevier, Google académico, libros e informes.

Para la recolección de los primeros datos se utilizaron los programas Microsoft Word y Excel 2020, el procesamiento se lo realizó con programa estadístico (SPSS) lo cual aporta y emite información relevante para sustentar la investigación, objetivos y resultados obtenidos.

Procedimiento: El estudio se basa en determinar cómo influye en la práctica diaria el uso de biomasa en la parroquia Noboa, debido a este factor que afecta negativamente la salud de los habitantes a causa del desconocimiento que existe en la misma. Para abarcar los objetivos planteados, se empleó un tipo de estudio descriptivo, observacional de diseño cuantitativo y de cohorte longitudinal, a través de la aplicación de encuestas dirigida a los pacientes con enfermedades respiratorias debido al uso de biomasa factor que influye en el objeto de la presente investigación, además de una guía de educación de enfermería que ayude a mejorar el estilo de vida y conocer sobre el uso de biomasa.

Consideraciones éticas

Selección equitativa de los sujetos: Una selección equitativa de sujetos requiere que sea la ciencia y no la vulnerabilidad o sea el estigma social, la impotencia o factores no relacionados con la finalidad de la investigación, la que dicte a quien incluir como probable sujeto.

Consentimiento informado: La finalidad del consentimiento informado es asegurar que los individuos participen en la investigación propuesta sólo cuando ésta sea compatible con sus valores, intereses y preferencias; y que lo hacen por voluntad propia con el conocimiento suficiente para decidir con responsabilidad sobre sí mismos.

Justicia: Todos los profesionales de enfermería del Centro de Salud Noboa tienen la misma probabilidad de participar en el estudio y serán seleccionados, los que cumplan con los criterios de inclusión.

2.11. Métodos de investigación

Para alcanzar los resultados de este estudio se aplicaron métodos a nivel empíricos y estadísticos como:

Encuestas: cuestionarios estructurados para recopilar información sobre la frecuencia de los síntomas respiratorios y otras variables relevantes.

Entrevista: se aplicó la entrevista ya que es una forma de recopilar datos para la investigación, lo que la hace una estrategia útil para el proyecto.

Registro de datos médicos: los datos de los pacientes que pueden ser recopilados de los registros médicos electrónicos, como el sistema PRAS.

Revisión bibliográfica: la elaboración del estado del arte necesitara investigaciones relacionadas, teorías y datos estadísticos provenientes de artículos y exploraciones sistemáticas.

3. CAPÍTULO 1. FUNDAMENTACIÓN TEÓRICA

3.1. Marco teórico referencial

Intervenciones de enfermería

Las enfermeras desempeñan un papel clave en el sistema de atención de la salud y son fundamentales para proporcionar servicios de atención médica de alta calidad. Es crucial que las habilidades y competencias de los enfermeros sean compatibles con las demandas del servicio de salud. La competencia se ha definido como una combinación de conocimientos, habilidades, actitudes y evaluaciones, también se ha descrito como la capacidad profesional de utilizar efectivamente una combinación de conocimientos, habilidades, cualidades personales y comprensión no solo en situaciones especializadas predecibles, sino también en circunstancias inesperadas e inestables (14).

La prevalencia global de enfermedades y problemas respiratorios está en aumento, por lo que es esencial investigar nuevas técnicas de tratamiento y prevención.

Además, se ha implementado una estrategia de rescate para tratar el síndrome de dificultad respiratoria aguda mediante la ventilación en posición pronada de pacientes críticos, aunque esta técnica puede tener efectos secundarios negativos, como daño en la piel(15).

Modelo del autocuidado de Orem

El conocimiento distintivo de la enfermería se aplica dentro de un mundo cada vez más complejo de práctica interprofesional e interdisciplinaria. Con la explosión de conocimientos en ciencias básicas, tecnología y otras disciplinas del cuidado de la salud, las futuras contribuciones teóricas de la enfermería deben incluir conceptos y resultados plenamente comprendidos y valorados por todos los miembros del equipo de salud (16).

Autocuidado

La Organización Mundial de la Salud define el autocuidado como "la capacidad de las personas, las familias y las comunidades para promover la salud, prevenir enfermedades, mantener la salud y hacer frente a la enfermedad y la discapacidad con o sin el apoyo de un sistema de atención de la salud proveedor" (Walker, 2020).

Recientemente, El-Ostra describió una aceleración del interés en el autocuidado general principalmente para abordar los mayores costos de atención médica y las demandas de los sistemas sociales y de salud, su revisión de la literatura académica y laica reveló 32 modelos, teorías y marcos de autocuidado, además, la colaboración internacional en teorías de autocuidado de rango medio específicas para enfermedades crónicas tiene aplicaciones impresionantes para la práctica y la investigación de enfermería (18).

Atención centrada en personas

La iniciativa global centrada en las personas proporciona un marco para empoderar e involucrar a las personas en su atención médica para mejorar la salud y el bienestar, los elementos del movimiento global centrado en las personas, como el empoderamiento de las personas a través de la educación y el cuidado personal, son congruentes con las fortalezas del SCDNT de Orem y brindan evidencia de su relevancia ahora y en la próxima década (19).

Modelo de Orem en pacientes con enfermedades respiratorios

El modelo de enfermería de Orem, también conocido como teoría del autocuidado de enfermería, se puede aplicar a pacientes con problemas respiratorios. Este modelo enfatiza la capacidad del paciente para participar en su propio cuidado y el papel de la enfermera para ayudarlo a lograr el autocuidado (20).

Según el modelo de Orem, las intervenciones de enfermería para pacientes con problemas respiratorios deben centrarse en tres áreas.

Requisitos de autocuidado

Son las acciones que los pacientes deben realizar para mantener o mejorar su función respiratoria. Las intervenciones de enfermería pueden incluir enseñar a los pacientes técnicas de respiración adecuadas, el uso de medicamentos como broncodilatadores o inhaladores y la importancia de evitar los desencadenantes que pueden exacerbar sus síntomas respiratorios(21).

Déficits de autocuidado

Son las áreas en las que los pacientes necesitan asistencia para realizar actividades de autocuidado relacionadas con sus problemas respiratorios. Las intervenciones de enfermería pueden incluir brindar asistencia con las actividades de la vida diaria, como bañarse o vestirse, y controlar los signos vitales, como los niveles de saturación de oxígeno (21).

Educación para el autocuidado

Consiste en proporcionar a los pacientes los conocimientos y habilidades necesarios para realizar actividades de autocuidado relacionadas con sus problemas respiratorios. Las intervenciones de enfermería pueden incluir enseñar a los pacientes sobre la nutrición adecuada, el ejercicio y el uso de equipos como tanques de oxígeno o nebulizadores (21).

Sistema respiratorio

El sistema respiratorio está conformado principalmente por varias partes, entre ellas la nariz, la orofaringe, la laringe, la tráquea, los bronquios, los bronquiolos y los pulmones, que a su vez se dividen en lóbulos individuales y más de 300 millones de alvéolos, estos últimos son esenciales para el intercambio de gases, la contracción del músculo primario de la respiración, el diafragma, es controlada por las raíces nerviosas de C3, C4 y C5, que a través del nervio frénico, lo inervan, por otro lado, los músculos inspiratorios, como los intercostales externos, son más utilizados durante el ejercicio físico y en situaciones de dificultad respiratoria (22).

Enfermedades respiratorias

Los pulmones también desempeñan diversas funciones no respiratorias, como la protección contra agentes infecciosos, la eliminación de productos de desecho y la producción de hormonas y otros agentes químicos importantes para el cuerpo. Las enfermedades respiratorias pueden tener diversas causas, incluyendo la exposición a sustancias tóxicas, accidentes y hábitos dañinos como fumar. Factores genéticos y cualquier condición que afecte el desarrollo pulmonar también pueden contribuir a estas enfermedades (23).

Las enfermedades respiratorias crónicas (CRD) son comunes en todo el mundo y se deben principalmente a exposiciones nocivas ambientales, ocupacionales y conductuales por inhalación (24). Estas enfermedades incluyen la enfermedad pulmonar obstructiva crónica (EPOC), el asma, las enfermedades pulmonares intersticiales, la sarcoidosis pulmonar y la neumoconiosis, como la silicosis y la asbestosis, sin embargo, a pesar de su prevalencia, las CRD han recibido menos atención y financiación para la investigación en comparación con otras enfermedades, como las enfermedades cardiovasculares, el cáncer, los accidentes cerebrovasculares, la diabetes mellitus y la enfermedad de Alzheimer (25).

Factores de riesgo

Es importante mencionar que son diversos los factores que pueden inducir la presencia o aparición de una infección en el sistema respiratorio, sin embargo, la prevención es la mejor medida que se puede llevar a cabo para este problema que afecta a nivel mundial (26).

Los factores de riesgo son características que pueden influir en la probabilidad de que una persona experimente eventos negativos, en el caso de las enfermedades respiratorias, se consideran factores de riesgo:

- Consumo de tabaco y alcohol.
- Contaminantes ambientales (quema de residuos de cosechas, desechos sólidos y orgánicos).
- Estilo de vida general de una persona (presencia de animales domésticos en el hogar y la higiene dentro del hogar).

Exposiciones ambientales: la exposición a la contaminación del aire, el humo de segunda mano, el polvo y los productos químicos ocupacionales y otros contaminantes ambientales pueden aumentar el riesgo de enfermedades respiratorias como el asma, la enfermedad pulmonar obstructiva crónica (EPOC) y el cáncer de pulmón (27).

Opciones de estilo de vida: fumar tabaco, vapear y exponerse a los aerosoles de los cigarrillos electrónicos puede provocar enfermedades respiratorias como cáncer de pulmón, EPOC e infecciones respiratorias (27).'

Predisposiciones genéticas: ciertas variantes genéticas se han asociado con una mayor susceptibilidad a enfermedades respiratorias como asma, fibrosis quística y fibrosis pulmonar (27).

Condiciones de salud subyacentes: las enfermedades crónicas como las enfermedades cardíacas, la diabetes y la obesidad se han relacionado con un mayor riesgo de enfermedades respiratorias como la EPOC y la neumonía (28).

Humo de biomasa

El humo de biomasa es el humo producido por la quema de material orgánico, como madera, carbón vegetal, residuos de cultivos y desechos animales, es una fuente importante de contaminación del aire, especialmente en áreas rurales donde la biomasa se usa comúnmente para cocinar y calentar.

Los estudios han demostrado que el humo de la biomasa contiene una mezcla compleja de gases y partículas, incluidos monóxido de carbono, óxidos de nitrógeno, compuestos orgánicos volátiles y partículas. Estos contaminantes pueden tener una amplia gama de efectos adversos para la salud, incluidos problemas respiratorios, enfermedades cardiovasculares y cáncer (29).

A pesar de que el combustible de biomasa es mayormente empleado por mujeres en países en vías de desarrollo para la cocina en el hogar, también es utilizado en países desarrollados como fuente principal de calefacción alrededor del 5% de los hogares en Australia mediante el uso de estufas de leña, aunque la combustión incompleta de combustibles de biomasa (BMF) al cocinar y calentar da como resultado principalmente la contaminación del aire doméstico (HAP), también contribuye de manera importante a la contaminación del aire ambiental (exterior) (AAP), y representa aproximadamente entre el 10 y el 30 % de las partículas finas en el ambiente (30).

Componentes

La composición química exacta del humo de la biomasa depende del tipo de combustible, la temperatura de combustión, si se utiliza un fuego abierto o un incinerador de radicales libres y las condiciones locales, los componentes de la contaminación del aire son mezclas de partículas sólidas, líquidas y mixtas suspendidas en el aire, los componentes comunes de PM incluyen nitratos, sulfatos, PAH, endotoxinas y metales como hierro, cobre, níquel, zinc y vanadio, en los países de ingresos medios y bajos, los hogares que usan BMF con diseños deficientes que no tienen conductos de humos o campana para sacar el humo de la sala de estar a menudo se ven afectados por los efectos adversos para la salud de HAP debido a la falta de ventilación (31).

Efectos sobre la salud

La exposición a humo de madera/biomasa (WBSPM) puede exacerbar enfermedades respiratorias preexistentes como el asma y la enfermedad pulmonar obstructiva crónica (EPOC), así como aumentar las tasas de infecciones respiratorias y hospitalización debido a complicaciones respiratorias, también se estima que entre 3 y 4 millones de muertes por año son atribuibles a la exposición a los subproductos tóxicos de la combustión de la quema de madera y biomasa, con innumerables otros efectos menores que ocurren sin ser reconocidos (31).

La infección aguda de las vías respiratorias inferiores es uno de los principales contribuyentes a la carga mundial de morbilidad y también es la causa más común de morbilidad y mortalidad, especialmente en niños menores de cinco años. Casi toda esta carga se produce en los países en desarrollo, donde BMF es la principal fuente de energía doméstica (32).

Reconocimiento biológico y toxicología de la exposición a biomasa

La inhalación de humo de biomasa provoca inflamación y daño pulmonar, pero todavía no se sabe mucho acerca de cómo afecta negativamente a los pulmones y la salud en general, la toxicidad pulmonar común de la exposición a biomasa y otras formas de materiales particulados (PM) se debe a la capacidad para: (1) causar estrés oxidativo a través de la producción de especies reactivas de oxígeno, ya sea directamente o mediante la activación enzimática de sustancias químicas en/sobre la PM; (2) agotar los antioxidantes; (3) modificar macromoléculas importantes como lípidos, proteínas y ADN a través de procesos oxidativos y no oxidativos, y por modificación covalente por productos químicos electrofílicos en/sobre la PM; y (4) activar moléculas reguladoras como el hidrocarburo de arilo (AhR), o los receptores carroñeros del sistema inmunológico innato. Sin embargo, es importante destacar que tienen diferentes efectos en las células y tejidos pulmonares, así como en la salud humana (33).

Enfermedades respiratorias relacionadas al humo de biomasa

Se ha identificado que entre los más de 200 componentes presentes en el humo de la biomasa, algunos de los más peligrosos son el monóxido de carbono, los dióxidos de nitrógeno, los óxidos de azufre, el formaldehído y la materia orgánica policíclica. Por lo tanto, se ha reconocido que la quema de combustibles de biomasa puede aumentar el riesgo de padecer trastornos respiratorios, tales como la bronquitis crónica y la EPOC, el asma, el cáncer de pulmón, la fibrosis pulmonar y la tuberculosis (30).

EPOC: En la mayoría de las sociedades, las mujeres suelen tener un papel fundamental en la preparación de alimentos en el hogar, mientras que los hombres se dedican al trabajo o salen de casa, a nivel mundial, se estima que casi el 50% de las muertes por EPOC en países en desarrollo pueden estar relacionadas con la exposición a la biomasa, y que alrededor del 75% de estas muertes corresponden a mujeres, la evidencia disponible sugiere que la EPOC es la enfermedad más comúnmente asociada con esta exposición, y varios estudios han encontrado que las mujeres expuestas al humo de la cocina tienen tres veces más probabilidades de desarrollar EPOC en forma de bronquitis crónica que aquellas que cocinan con combustibles más limpios como la electricidad o el gas (34).

La EPOC afecta a una de cada diez personas adultas en todo el mundo y se encuentra entre las tres principales causas de mortalidad a nivel global. En el año 2019, esta enfermedad fue responsable de la muerte de 3,22 millones de individuos y se registró un aumento del 17,5 % en el número de fallecimientos, las regiones con mayor carga de mortalidad por EPOC son América Latina, África subsahariana, India, China y el sudeste asiático, de acuerdo con el estudio Global Burden of Disease, se estima que la EPOC afectó a un total de 104,7 millones de hombres y 69,7 millones de mujeres en todo el mundo durante la última década (35).

Asma: El asma es una afección respiratoria no contagiosa que se caracteriza por la inflamación crónica de las vías respiratorias y que causa síntomas como sibilancias, opresión en el pecho y tos. En el año 2018, aproximadamente 400,000 personas fallecieron a causa del asma en todo el mundo. Aunque se han realizado numerosos estudios sobre la relación entre la exposición a la biomasa y la EPOC, existen pocos datos disponibles sobre la asociación entre la exposición a la biomasa y el asma. Si bien los resultados de las investigaciones han sido contradictorios en cuanto a la relación entre la exposición a la biomasa y el asma, actualmente se están descubriendo evidencias que sugieren que la exposición a la biomasa podría estar relacionada con el riesgo, la prevalencia o la incidencia del asma (36).

Cáncer de pulmón: El cáncer de pulmón es la principal causa de muertes relacionadas con el cáncer en países desarrollados como América del Norte. Esto se destaca por las estadísticas que muestran que en Canadá, por ejemplo, más personas mueren a causa del cáncer de pulmón que de cáncer colorrectal, pancreático y de mama combinados. En 2020 se espera que alrededor de 30,000 canadienses sean diagnosticados con cáncer de pulmón y se proyecta que habrá unas 21,000 muertes relacionadas con esta enfermedad. A nivel mundial, se prevé que la carga del cáncer se duplique para 2050, con el cáncer de pulmón en la parte superior de la lista (37).

Otras enfermedades respiratorias: La exposición a BMF se relaciona con una enfermedad pulmonar intersticial conocida como "pulmón de choza". Esta enfermedad se caracteriza por la acumulación de carbono, manchas de polvo y fibrosis de polvo mixto y se ha observado principalmente en mujeres expuestas crónicamente a altos niveles de humo de biomasa en interiores en países en desarrollo. También se ha informado sobre la antracofibrosis bronquial en mujeres mayores que han trabajado durante muchas horas en cocinas mal ventiladas y llenas de humo debido a la combustión incompleta de BMF (38).

3.2. Fundamentación del estado del arte

3.2.1. Antecedentes las intervenciones de enfermería en pacientes con enfermedades respiratorias

Durante el 2018 en un metaanálisis llevado a cabo por Sana y col. (39) con el objetivo de resaltar la relación entre la EPOC y el uso doméstico de combustible de biomasa en mujeres, obteniéndose como hallazgos que la exposición al humo de biomasa está asociada con la EPOC en mujeres, debe prestarse mayor atención a la energía para cocinar y la mejora de las estufas para cocinar en vista de la carga que enfrentan principalmente las mujeres en relación con los combustibles tradicionales como la biomasa y el uso de estufas tradicionales, particularmente en las zonas rurales.

En un estudio transversal llevado a cabo por Molla y col. (40) en Etiopia durante el año 2020 en una población de 5830 individuos, los autores determinaron que las enfermedades respiratorias presentes en este grupo estaban relacionadas con el uso de combustible de biomasa como estiércol de vaca, presencia de eventos de quemazón, el paso del tiempo cerca de la estufa durante la cocción y cocina con carbón frecuente, demostraron además que las intervenciones de enfermería redujeron las afecciones respiratorias por exposición a HAP mediante la mejora de la ventilación, cambios de comportamiento en el manejo de los niños y los patrones de cocción.

Nagourney, E y col. (41) en el año 2020 llevaron a cabo una investigación cualitativa, con el objetivo de caracterizar las representaciones de la enfermedad para la EPOC en una comunidad rural, dando como resultado que las intervenciones deben fomentar la autoeficacia y el empoderamiento al proporcionar herramientas para mejorar la autogestión y mejorar las conexiones entre las personas y el sistema de atención médica, el fortalecimiento de los sistemas de salud y la inversión continua para mejorar el acceso al tratamiento son esenciales, la autogestión a nivel del hogar y la comunidad no se puede lograr en el vacío.

Ken Lee y col. (42) en un análisis sistemático llevado a cabo en Reino Unido, durante el año 2020, con el objetivo de estimar la carga regional de las enfermedades respiratorias ocasionadas por la exposición a biomasa, determinaron que las personas expuestas crónicamente a combustibles sólidos en el hogar tienen un mayor riesgo de desarrollar EPOC, añadiendo que las personas expuestas de forma crónica al humo de biomasa también tienen un alto riesgo de bronquitis crónica y sugieren que se deberían de reforzar las intervenciones de enfermerías y con ello las estrategias urgentes integradas de salud y energía para reducir el impacto adverso en la salud de la contaminación del aire en los hogares.

Fletcher y col. (43) en el año 2020 en una investigación sistemática, con el objetivo de identificar los factores que los expertos creen que permiten la prestación de una atención del asma de alta calidad, determinaron que las intervenciones holísticas de enfermería bien respaldadas que involucran a todo el sistema de atención médica e incluyen la voz del paciente parecen proporcionar los mejores resultados, añadiendo que si se quieren lograr mejoras sustanciales en el tratamiento del asma en la atención primaria a nivel mundial, las combinaciones de intervenciones parecen ser las más eficaces.

Valdres y col. (44) durante el 2020 en una investigación llevada a cabo en España, con la finalidad de que un plan de enfermería empleado en pacientes con cáncer de pulmón pueda mejorar la calidad de vida de los enfermos dio como resultado que la enfermería juega un papel crucial en todas las fases del proceso oncológico y, especialmente, en la etapa final de la enfermedad, la labor se enfoca en proporcionar un cuidado integral y de alta calidad que asegure el bienestar y la comodidad del paciente y de su entorno cercano, cuyas intervenciones se centran en preservar la privacidad y tranquilidad del paciente para garantizar su confort.

Slang y col. (45) en su estudio bibliográfico llevado a cabo durante el año 2020 en Noruega y cuyo objetivo fue identificar y evaluar la base de evidencia para las intervenciones no farmacológicas o no técnicas dirigidas a las dificultades respiratorias, y proponer intervenciones que necesitan más investigaciones. Obtuvieron como resultado que las intervenciones utilizadas para ayudar a los pacientes de la UCI con dificultades respiratorias mostraron efectos beneficiosos, algunas intervenciones también revelaron efectos distintos a los respiratorios, como la reducción de la ansiedad y el dolor, lo que a su vez puede contribuir a efectos respiratorios positivos.

Sun y col. (46) en el año 2021 realizaron una investigación descriptiva en 157 adultos mayores de China con el objetivo de determinar el efecto de la orientación relacionada con la respiración y la enfermería sobre la función respiratoria, los investigadores obtuvieron que para los pacientes ancianos con EPOC, la orientación y las intervenciones de enfermería relacionadas con la respiración pueden mejorar su función pulmonar y función respiratoria, aliviar su disnea y trastorno del sueño, y mejorar su capacidad de vida diaria, calidad de vida y satisfacción de enfermería.

Sun y col. (47) durante el año 2021 en un estudio descriptivo realizado a 120 pacientes y con el objetivo de investigar el impacto del esquema de enfermería exclusiva para el asma en el efecto del tratamiento de los pacientes con asma determinaron que con la ayuda de un esquema de enfermería exclusivo para el asma se puede optimizar de manera segura y sustancial los pacientes con asma y mejorar su capacidad, lo que tiene un alto valor de aplicación en la práctica clínica.

En otro estudio de casos y controles realizado por Li Jing y col. (48) durante el año 2022 en China, en 96 pacientes de medicina respiratoria y cuyo objetivo fue analizar la efectividad clínica de la implementación de intervenciones de enfermería, los investigadores encontraron y concluyeron que las intervenciones de enfermería de calidad a la implementación de la atención convencional para pacientes con enfermedades respiratorias puede mejorar los síntomas clínicos de los pacientes, acelerar su recuperación clínica, mejorar y mejorar el pronóstico y mejorar aún más los resultados clínicos.

Leonardsen y col. (49) en el 2022 realizaron un estudio descriptivo y explorativo en Noruega con el objetivo de explorar las perspectivas y estrategias de los enfermeros en pacientes con insuficiencia respiratoria, hallaron que las competencias relacionadas con la observación, la evaluación y las intervenciones son esenciales y que las estrategias de enfermería incluían el equilibrio entre las intervenciones de enfermería, el tratamiento médico y un enfoque integral de las necesidades de los pacientes.

Zhang y col. (50) realizaron una investigación de casos y controles en el año 2022, con el objetivo de investigar la eficacia de la atención de enfermería de alta calidad en pacientes con exacerbación aguda de la enfermedad pulmonar obstructiva crónica, se obtuvo como resultado que la intervención de enfermería de alta calidad tiene un buen efecto terapéutico en la exacerbación aguda de la EPOC complicada con insuficiencia respiratoria y añaden que el establecimiento de un equipo de enfermería de alta calidad, la implementación de la enfermería de seguridad conduce a mejorar el efecto del tratamiento.

En un estudio de caso realizado por Hernández y col. (51) durante el 2022 en Perú, con el fin de mejorar en los pacientes las afecciones respiratorias mediante la aplicación de cuidados de enfermería se obtuvo que el proceso de atención de enfermería se ejecutó realizando un plan de cuidados de enfermería haciendo uso de la trilogía NANDA-NOC-NIC, eligiendo intervenciones acertadas y acorde a los problemas y/o diagnósticos de enfermería priorizados con las actividades propuestas basado en la identificación de las respuestas humanas.

Rowntree, A y col. (52) en un estudio realizado en el 2022 en Australia y cuyo objetivo fue determinar la efectividad de las intervenciones de cuidado para los pacientes con cáncer de pulmón, encontraron que las intervenciones mejoran los resultados entre algunos pacientes con cáncer de pulmón, además indican que el efecto de estas intervenciones parece ser más relevantes en la enfermedad de Cáncer de pulmón no microcítico en etapa temprana.

Leng, S y col. (53) en un estudio realizado durante el 2022 en Nuevo México y cuya finalidad fue delinear el impacto de la exposición a WS en la salud pulmonar y la mortalidad en adultos de 40 años o más que alguna vez fumaron obtuvieron que la exposición a humo de leña aumentó el riesgo de incidencia de cáncer pulmonar y muerte por todas las causas, enfermedades cardiopulmonares y cánceres en > 50 % y acortó la vida útil en 3,5 años y concluyeron que la exposición a WS como un factor etiológico independiente para el desarrollo de la EPOC a través de la disminución acelerada de la función pulmonar en un patrón obstructivo.

En otro estudio realizado por Garg, A y col. (54) sobre los efectos adversos de la exposición al combustible de biomasa sólida sobre las funciones pulmonares, tuvieron como objetivo evaluar el efecto de la exposición al combustible de biomasa sólida sobre las funciones pulmonares en la población femenina no fumadora, obteniendo como resultado que la exposición acumulativa para el combustible de biomasa sólida es directamente proporcional a la gravedad de la insuficiencia pulmonar, así como a la gravedad de los síntomas.

Xin y col. (55) en un estudio llevado a cabo durante el año 2022 en China y cuya finalidad fue explorar los cuidados de enfermería perioperatorios de pacientes con cáncer de pulmón sometidos a neumonectomía total y promover su rehabilitación, determinaron que el personal de enfermería debe prestar más atención a su cuidado y enriquecer la experiencia de enfermería relevante, pueden mejorar el proceso de enfermería perioperatorio de neumonectomía total para pacientes con cáncer de pulmón y centrarse en el manejo preoperatorio de las vías respiratorias.

Pathirathna, M y col. (56) en un estudio llevado a cabo durante el año 2022 en Sri Lanka y cuyo objetivo fue examinar la relación entre la exposición al humo del combustible de biomasa en mujeres no embarazadas en edad reproductiva en Sri Lanka, determinaron que el humo de leña contiene varios contaminantes, incluido el CO, que tiene el potencial de causar inflamación sistémica y contribuye para el padecimiento de enfermedades respiratorias.

Shilenje y col. (57) durante el año 2022 en un estudio llevado a cabo en Kenia y con el objetivo de documentar el estado del uso de combustible de biomasa en Kenia, centrándose en sus efectos y en las consecuencias, obtuvieron que el uso de BMF es alto, especialmente en áreas rurales y asentamientos urbanos informales, además cocinar con BMF expone a las mujeres y los niños pequeños a condiciones dañinas del aire interior, añaden que crear conciencia sobre el uso de combustible de biomasa entre los pobres en un esfuerzo por minimizar el uso de biomasa, la exposición y los impactos asociados.

3.3. Conclusiones Capitulo 1

Las intervenciones de enfermería son cruciales en el manejo de pacientes con enfermedades respiratorias asociadas a la exposición al humo de biomasa, las enfermeras desempeñan un papel importante en la prevención, la detección temprana y el tratamiento de estas enfermedades al educar a los pacientes y sus familias sobre los efectos nocivos de la exposición al humo de la biomasa, fomentar el abandono del hábito de fumar y promover estilos de vida saludables.

En general, las intervenciones de enfermería pueden mejorar la calidad de vida de los pacientes con enfermedades respiratorias asociadas a la exposición al humo de biomasa al abordar sus necesidades tanto físicas como psicológicas, promover el autocuidado y empoderarlos para que asuman un papel activo en su cuidado, por lo tanto, las enfermeras deben ser parte integral del equipo multidisciplinario involucrado en el cuidado de estos pacientes.

Las intervenciones de enfermería basadas en la teoría del déficit de autocuidado de Orem pueden ayudar a los pacientes con enfermedades respiratorias asociadas a la exposición al humo de biomasa a mantener su independencia, mejorar su calidad de vida y lograr resultados de salud óptimos, por lo tanto, las enfermeras deben considerar incorporar esta teoría en su práctica cuando atienden a estos pacientes.

4. CAPÍTULO II. DIAGNÓSTICO

4.1. Explicitación y presentación del diagnóstico

La presente investigación fue desarrollada en el Centro de Salud de la parroquia Noboa, perteneciente al cantón 24 de mayo de la provincia de Manabí. La población de estudio utilizada para el desarrollo del presente análisis corresponde aquellos pacientes con enfermedades respiratorias ocasionadas por la exposición continúa a humo de biomasa, los cuales regularmente se hacen atender en dicha entidad de salud.

Contexto de la investigación

Según los historiadores, en el pasado la parroquia solía ser llamada "Guineal" debido a la presencia de vastos cultivos de guineos en estado silvestre. Esto llevó a que los habitantes de la zona identificaran al lugar como Guineal. Sin embargo, se sostiene que el término deriva de las palabras griegas "Gui", que significa guineo, y "Neal", que significa plantío, y al unirse forman "plantío de guineo". Posteriormente, el Consejo de Jipijapa tomó la decisión de elevar el estatus del pueblo de Guineal a parroquia a través de una ordenanza. Actualmente, se conoce a esta parroquia como Noboa, en honor a los servicios prestados por el señor Diego Noboa en el año 1822.

El estudio fue llevado a cabo en el Centro de Salud de la parroquia Noboa, la cual es una localidad ubicada en el cantón 24 de Mayo, en la provincia de Manabí, Ecuador, tuvo una duración que abarca de abril a junio del año 2023, para llegar a los pacientes se tuvo acceso a la historia clínica y luego para la realización de la encuesta se usó del consentimiento informado para el uso de la información proporcionada.

Casos, universo y muestra

El Centro de Salud Noboa tiene una capacidad de atención hasta de 10000 habitantes, el universo está conformado por un registro de 1500 personas con diversas enfermedades que se hacen atender en dicha entidad de salud, la muestra final participe del presente estudio corresponde a 30 pacientes entre 18 a 75 años con enfermedades respiratorias asociadas al humo de biomasa los cuales provienen generalmente de recintos aledaños, los cuales fueron elegidos e identificados mediante la evaluación del historial clínico proporcionado por el director del Centro de Salud.

Diseño

El presente estudio posee un diseño cuantitativo, no experimental, longitudinal. Se elaboró una guía educativa y se brindó charlas educativas una vez realizado el diagnostico, con la finalidad de educar a los pacientes sobre la peligrosidad del humo de biomasa.

Procedimiento

Para ejecutar esta investigación se indagaron en los casos registrados y de los que se tenía una historial clínico, se seleccionaron aquellos participantes que quisieron participar y estaban dispuestos a proporcionar información, la muestra corresponde a 30 personas, especialmente a pacientes localizados en recintos pertenecientes a la parroquia, se usaron materiales como papel y lápiz para la encuesta, se procedió a visitar a cada contribuyente a su respectiva vivienda dónde se procedió a realizar la entrevista y así completar la encuesta, identificándose que en todas las casas se utilizaban leña, carbón y constantemente quemaban la basura.

Descripción detallada

Primero se procedió a hablar con el director del Centro de Salud de la parroquia Noboa, para lograr tener acceso a los registros e historias clínicas de los pacientes con enfermedades respiratorias, luego de una evaluación exhaustiva, se entrevistó a cada paciente con el fin de preguntarles sí tendrían la disposición de participar en el estudio, dónde se obtuvo varias respuestas afirmativas, indicando de esta forma que 30 de los 100 pacientes participarían en la investigación.

Posteriormente se procedió a realizar la primera encuesta dirigida a los pacientes, y cuya finalidad fue determinar el conocimiento qué poseían sobre las enfermedades respiratorias ocasionadas por el humo de biomasa, esto fue llevado a cabo durante el mes de abril del 2023, para la recolección de datos se usaron las encuestas dirigidas a los participantes las cuales tenían 11 preguntas que evaluaban el conocimiento, este proceso duró alrededor de una semana, ya que los pacientes vivían en diferentes sectores de la parroquia, una vez recolectada la información se procedió a procesar la información, para lo cual se utilizó un programa estadístico llamado SPSS 25, mediante el cual se obtuvo respuestas y se determinó que el nivel de comprensión sobre el humo de biomasa que poseen los pobladores es nulo.

Materiales utilizados

Para realizar una encuesta sobre las intervenciones de enfermería en pacientes con enfermedades respiratorias asociadas al humo de biomasa, se utilizaron una serie de materiales tradicionales y digitales, entre los que destacan:

- **Cuestionario impreso:** contiene las preguntas relevantes sobre las intervenciones de enfermería en enfermedades respiratorias asociadas al humo de biomasa, incluyéndose preguntas cerradas para recopilar información cualitativa.
- **Consentimiento informado:** explica el propósito de la encuesta, cómo se utilizan los datos y la confidencialidad de la información recopilada, los participantes leyeron y firmaron este formulario antes de participar en la encuesta.
- **Material educativo:** se elaboró una guía educativa sobre las enfermedades respiratorias asociadas al humo de biomasa y las intervenciones de enfermería recomendadas.

4.2. Datos obtenidos

De acuerdo con los resultados obtenidos para la elaboración de la investigación en cuestión, se obtuvieron los presentes resultados:

En primera instancia, se dio respuesta a los objetivos, a través de una encuesta dirigida a los participantes; se comprobó que el 100% de los pacientes encuestados indicó no saber lo que es el humo de biomasa. Se describe mediante la encuesta que el personal de enfermería no realiza ningún tipo de actividad preventiva o promocional sobre las enfermedades respiratorias asociadas al humo de biomasa dirigidas a los pacientes afectados o población de riesgo.

Se definió que el 46,7% de los pacientes sostuvo que la exposición al humo es uno de los factores principales, seguido del nivel socioeconómico bajo con un 20%, posteriormente eldesconocimiento sobre la peligrosidad en un 16,7% y finalmente el poco acceso a los servicios de salud con un 16,7%.

De acuerdo con los datos obtenidos, mediante la realización de la encuesta de preguntas abiertas al personal de enfermería, se determinó que el 100% tienen un criterio similar, en la primera pregunta el total respondió que tienen un cronograma mensual, en la pregunta dos el personal mencionó que se realizan charlas semanales, la pregunta 3 las 6 licenciada entrevistadas coinciden con que los pacientes conocerán más sobre su enfermedad.

La pregunta cuatro también coincide que las charlas educativas ayudan en gran medida a mejorarlos resultados de los pacientes. En la pregunta 5 que corresponde a los principales desafíos respondieron que la utilización del lenguaje científico es la situación más común y finalmente la pregunta 6 de acuerdo con las respuestas emitidas por el personal de enfermería coinciden en que es necesario debido y que los pacientes están conscientes de su trabajo.

4.3. Conclusiones del capitulo

La exposición al humo de biomasa es el mayor factor de riesgo para enfermedades respiratorias, las personas expuestas de por vida al humo de biomasa tienen un alto riesgo de desarrollar EPOC, las mujeres mayores de 30 años que realizaban predominantemente tareas domésticas en áreas rurales tienen un mayor riesgo relativo de EPOC, el conocimiento que los pacientes tenían referente a esta patología resulto nulo en la muestra estudiada.

Las actividades del personal de enfermería son necesarios, ya que se debe evaluar el historial de exposición del paciente relacionado al humo de biomasa, incluido el tipo de combustible utilizado para cocinar y calentar, la duración, frecuencia de la exposición, analizar los síntomas respiratorios del paciente, como tos, sibilancias, dificultad para respirar, las enfermeras pueden identificar a los pacientes en riesgo y brindar las intervenciones de enfermería adecuadas para prevenir estas enfermedades.

5. CAPITULO III. PROYECTO - PROPUESTA

**Guía educativa "Enfermedades respiratorias ocasionadas por el humo de biomasa"
y charla, dirigidas a los usuarios del Centro de Salud Noboa"**

Las enfermedades respiratorias derivadas de la inhalación del humo de biomasa
pueden tener consecuencias graves para la calidad de vida de las personas. Desde
afecciones agudas como la bronquitis y la neumonía, hasta enfermedades crónicas como
la enfermedad pulmonar obstructiva crónica (EPOC), estas enfermedades pueden causar
síntomas incómodos, dificultades respiratorias e incluso llevar a la muerte.

Dado el reconocimiento de la importancia de prevenir y controlar estas enfermedades,
se elabora la propuesta para implementar una guía educativa y charlas informativas
dirigidas a todos los usuarios del Centro de Salud "Noboa". El objetivo principal de esta
iniciativa es proporcionar información detallada sobre las enfermedades respiratorias
relacionadas con el humo de biomasa, incluyendo su prevención, síntomas y los
tratamientos disponibles.

La guía educativa es diseñada para brindar un material completo y accesible,
abordando desde los efectos perjudiciales del humo de biomasa hasta ofrecer consejos
prácticos sobre cómo reducir la exposición y mejorar la calidad del aire en los hogares.
Además, las charlas ofrecerán la oportunidad de interactuar directamente con
profesionales de la salud, quienes están disponibles para responder preguntas y
proporcionar orientación personalizada.

Contexto

La propuesta se centra específicamente en las enfermedades respiratorias ocasionadas
por la exposición al humo de biomasa, proveniente de la quema de leña, carbón y otros
combustibles sólidos en espacios cerrados. Nos enfocaremos en la población de usuarios
del Centro de Salud "Noboa" como grupo destinatario de la guía educativa y las charlas
informativas.

La guía educativa y las charlas informativas están diseñadas para abordar aspectos clave de estas enfermedades, incluyendo su prevención, síntomas y tratamientos disponibles. Además, se proporciona información sobre cómo reducir la exposición al humo de biomasa y mejorar la calidad del aire en los hogares.

Al enfocarse en los usuarios del Centro de Salud "Noboa", se busca brindar información relevante, adaptada a las necesidades de la comunidad local, con el objetivo de mejorar la conciencia y promover prácticas saludables en relación con las enfermedades respiratorias causadas por el humo de biomasa.

Análisis sectorial

Las enfermedades respiratorias ocasionadas por el humo de biomasa entre los usuarios del Centro de Salud "Noboa" puede tener consecuencias negativas en términos de conciencia, búsqueda de atención médica oportuna, prevención de complicaciones y calidad de vida, es fundamental abordar esta brecha de conocimiento a través de iniciativas educativas para promover la salud respiratoria y mejorar el bienestar de los usuarios.

La utilización del humo de biomasa dentro de la parroquia Noboa es muy común, ya que la mayoría de las familias habitantes y de sectores aledaños que se hacen atender en el Centro de Salud, suelen utilizarlo para actividades diarias como hacer comida, quema de materia orgánica en terrenos para sembrío y elaboración de abonos orgánicos, utilización del carbón para asar carnes entre otros alimentos, sin embargo, no tienen en cuenta que el uso habitual de esto deja consecuencias perjudiciales para la salud y desarrollo de enfermedades respiratorias graves.

Usualmente las enfermedades respiratorias ocasionadas por el humo de biomasa tienen impactos negativos en los habitantes de sectores rurales, debido a la limitada disponibilidad de combustibles limpios, las condiciones de vivienda desfavorables, la falta de conciencia y educación, la escasez de servicios de atención médica y el impacto en la calidad de vida y la productividad. Es fundamental implementar medidas de prevención, concientización y acceso a atención médica adecuada para abordar estos aspectos negativos y proteger la salud respiratoria de los habitantes rurales.

Dada la naturaleza y circunstancia del proyecto se proponen estrategias para alcanzar los objetivos y darle respuesta a la propuesta sugerida, por ello se plantean las siguientes prácticas:

- Realizar una evaluación de conocimiento a los usuarios, mediante el uso de encuestas.
- Aplicar estrategias de educación como charlas para educar a los pacientes.
- Encuestas dirigidas al personal de enfermería para la verificación de las estrategias de enfermería aplicadas en los usuarios con enfermedades respiratorias.

Análisis FODA

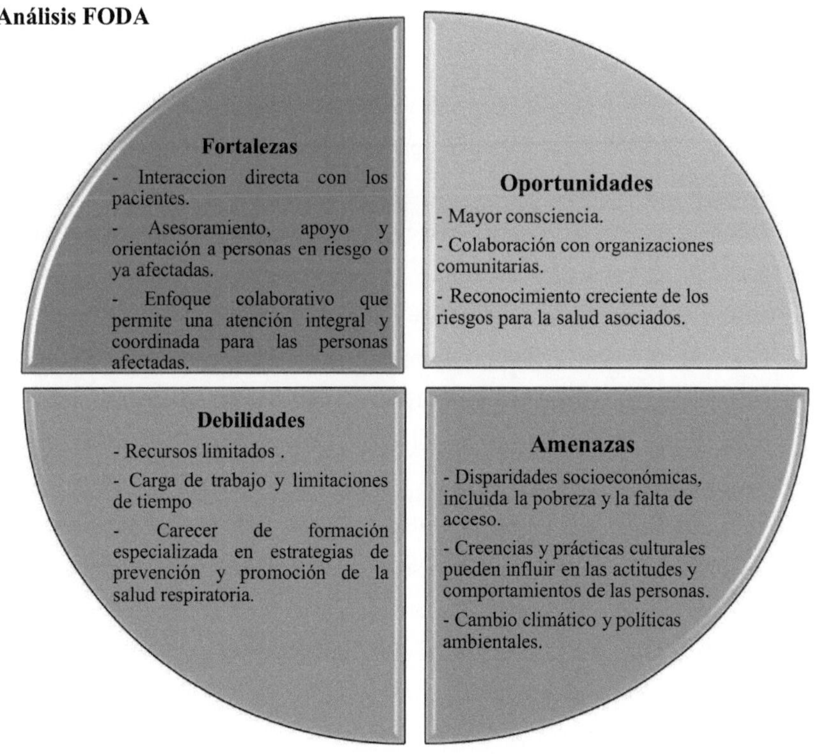

Modalidades de ejecución

Medios materiales y no materiales:

Materiales:
- Computadoras
- Software de análisis de datos
- Gestor bibliográfico
- Herramientas de visualización del análisis y presentación de datos

Medios no materiales

- Fondos y recursos financieros
- Acceso a literatura científica
- Colaboraciones con otros investigadores

Procedimiento

Los procedimientos de organización llevados a cabo para realizar la propuesta, se llevaron a cabo las siguientes acciones:

1. Se identificaron los objetivos, donde se establecieron y especificaron los mismos y así brindar educación preventiva y promover la detección temprana de síntomas en los pacientes.

2. Luego se evaluó 30 historias clínicas e identificaron las necesidades en la población objetivo para determinar los casos de enfermedades respiratorias relacionadas con el humo de biomasa.

3. Una vez establecida la muestra que intervendrá en la investigación, se procedió a llevar a cabo una encuesta dirigida a los pacientes con la finalidad de evaluar el conocimiento que poseen sobre el humo de biomasa y las enfermedades respiratorias.

4. Por consiguiente, se procedió a analizar mediante una encuesta al personal de enfermería, y las intervenciones que se aplican dentro del Centro de Salud.

5. Una vez identificado el problema concerniente a las enfermedades respiratorias causadas por el humo de biomasa, se estableció que el conocimiento que poseían los usuarios era nulo.

6. Por lo tanto se procedió a elaborar una guía educativa sobre las enfermedades respiratorias ocasionadas por el humo de biomasa, donde se incluyeron imágenes y logotipos relacionados al tema, con el fin de hacer el material didáctico más dinámico y entendible para los pacientes del Centro de Salud.

7. Finalmente se realizó una encuesta dirigida a los pacientes para reevaluar el conocimiento que poseen sobre las enfermedades respiratorias ocasionadas por el humo de biomasa.

Calendario de ejecución

Actividades/Meses	2023					
	Enero	Febrero	Marzo	Abril	Mayo	Junio
Definición de objetivos	■					
Evaluación de historias clínicas y determinación de población de estudio		■				
Determinación de la muestra			■			
Encuesta de conocimiento dirigida a los pacientes			■	■		
Encuesta dirigida al personal de enfermería				■		
Definición del conocimiento				■		
Elaboración de guía educativa				■	■	
Implementación de charlas educativas					■	
Segunda encuesta diagnostica dirigida a los usuarios						■

Sostenibilidad económica y financiera

Esta investigación es económicamente sostenible, donde los gastos son cubiertos por el investigador.

Detalle	Cantidad	P. unitario	P. total
Esferos	5	0,25	1,25
Resma de papel	5	4	20
Borrador	6	0,25	1,50
Cuadernos	4	0,5	2
Impresiones	500	0,03	15
Flash memory	1	5	5
Laptop	1	700	700
Movilizaciones			300
Textos	1	45	45
Anillados	30	1	30
Refrigerio para capacitación	150	1	150
Varios			500
Total			$ 1.769

5.1. Conclusiones del capitulo

- La elaboración de la guía educativa y la impartición de charlas tiene como finalidad presentar los riesgos, efectos perjudiciales de la exposición al humo de biomasa en la salud respiratoria. Esto permite que los individuos reconozcan los síntomas y tomen medidas preventivas para evitar complicaciones.

- La propuesta es una estrategia valiosa para educar, concientizar, promover la salud respiratoria en la comunidad, al proporcionar información precisa y práctica, esta iniciativa tiene el potencial de marcar una diferencia significativa en la vida de las personas, reduciendo los riesgos y mejorando la calidad de vida en relación con las enfermedades respiratorias ocasionadas por el humo de biomasa.

6. CAPITULO IV. VALIDACIÓN DEL PROYECTO/PROPUESTA

La validación y aplicación del proyecto implica la revisión exhaustiva de la guía educativa por parte de expertos en salud respiratoria, quienes garantizan la precisión y la actualidad de la información presentada. Todos los expertos coincidieron que la guía educativa corresponde al problema científico.

Los expertos hacen referencia que la guía educativa es una propuesta con validez excelente para ser aplicada a la institución, personal y pacientes que lo conforman y con eso evitar los factores que desencadenan la peligrosidad del humo de biomasa.

Tabla (1). Datos de los expertos

N°	Nombres y Apellidos del Experto	Título Académico	Ocupación laboral	Validez
1	Dra. Dora Menéndez Macías	Especialista en Neumología	Neumóloga en el Hospital Rodríguez Zambrano	Excelente
2	Dra. Yaritza Quimis Cantos	Especialista en Medicina Legal, Laboral y Nutrición	Médico Especialista, Docente en UNESUM.	Excelente
3	Dr. Jorge Jonny Zumba Alban	Magister en Investigación Científica y Epidemiológica	Medicina General	Excelente
4	Lcda. Estrella Marisol Mero Mg.	Magister en gerencia en salud	Docente de enfermería en UNESUM.	Excelente
5	Lcda. Angélica Alcázar Marcillo Mg.	Magister en Mención en Enfermería en Cuidados Críticos	Licenciada en Enfermería	Excelente

Tabla (2). Instrumento de validación de propuesta.

VALIDACIÓN DE CONTENIDO POR JUICIO DE EXPERTOS

GUÍA EDUCATIVA ENFERMEDADES RESPIRATORIAS ASOCIADAS AL HUMO DE BIOMASA

Informe de experto

Respetable Dr, Dra, Lcda, Lcdo.: Usted ha sido seleccionado para evaluar la guía educativa sobre las enfermedades respiratorias asociadas al humo de biomasa que forma parte de la investigación denominada: "Intervenciones de enfermería en pacientes con enfermedades respiratorias asociadas al humo de biomasa"

Experto:

Grado académico:

Áreas de experiencia profesional:

Investigador:

Indicadores	Indique su grado de acuerdo frente a los siguientes ítems: (1 = muy en desacuerdo; 2 = algo en desacuerdo; 3 = algo de acuerdo; 4 = muy de acuerdo)	1	2	3	4
Suficiencia	El contenido de la guía educativa es suficiente para fomentar la prevención y promoción de la inhalación del humo de biomasa.				
Funcionalidad	La guía responde a todos los factores asociados a las enfermedades respiratorias				
Objetividad	La guía esta expresada en comportamientos observables.				
Organización	El orden y contenido de la guía educativa es adecuado.				
Claridad	El vocabulario empleado en la guía es adecuado para la población diana a aplicar.				
Consistencia	La guía educativa tiene base teórica y científica que la respaldan.				

Coherencia	Existe coherencia entre la guía educativa y el problema de investigación.				
Importancia	La guía educativa contribuye información adecuada a los pacientes con enfermedades respiratorias.				
Aplicabilidad	Considera que la guía educativa es aplicable para los pacientes y el personal de enfermería.				

CRITERIOS DE EVALUACIÓN DE LA GUÍA EDUCATIVA

De acuerdo con los siguientes indicadores evalúe cada uno de los ítems propuestos según corresponda.

Evaluación general de la guía educativa

Validez de contenido de la guía	Excelente	Buena	Regular	Deficiente

OBSERVACIONES:

Revisado y validado Fecha:

Firma del experto

6.1 Análisis de los resultados

Encuesta de conocimiento realizada después de la impartición de charla.

Tabla 1. ¿Usted conoce que es el humo de biomasa?

		Frecuencia	Porcentaje	Porcentaje válido	Porcentaje acumulado
Válido	Si	30	100,0	100,0	100,0

Fuente: investigador

Análisis e interpretación

De acuerdo con los resultados de la tabla 1, que hace referencia al conocimiento que tienen los usuarios sobre el humo de biomasa, el 100% de los pacientes encuestados indico saber lo que es el humo de biomasa.

Tabla 2. ¿El personal de salud de enfermería le ha realizado actividades de promoción y prevención de enfermedades respiratorias ocasionadas al humo de biomasa?

		Frecuencia	Porcentaje	Porcentaje válido	Porcentaje acumulado
Válido	Si	30	100,0	100,0	100,0

Fuente: investigador

Análisis e interpretación

Mediante lo expuesto en la tabla 2 sobre si el personal de enfermería los ha educado sobre el humo de biomasa, el 100% de los usuarios manifestaron que si han sido educados por el personal.

Tabla 3. ¿Cuál es la relación entre su edad y la afectación de enfermedades respiratorias?

		Frecuencia	Porcentaje	Porcentaje válido	Porcentaje acumulado
Válido	18 30	3	10,0	10,0	10,0
	30 - 50	9	30,0	30,0	40,0
	51 - 75	18	60,0	60,0	100,0
	Total	30	100,0	100,0	

Fuente: investigador

Análisis e interpretación

A través de la tabla 3 referente a la edad de los pacientes con afecciones respiratorias, se determinó que el 10% de los pacientes tenían una edad de entre 18 a 30 años, mientras que el 30% posee una edad de 31 a 50 años y finalmente el 60% de los usuarios señalaron que eran mayores con una edad oscilando de entre los 51 a 75 años, indicándo que los pacientes más afectados son aquellos de edad más avanzada.

Tabla 4. ¿Usted está expuesto al humo de biomasa?

		Frecuencia	Porcentaje	Porcentaje válido	Porcentaje acumulado
Válido	Si	29	96,7	96,7	96,7
	No se	1	3,3	3,3	100,0
	Total	30	100,0	100,0	

Fuente: Investigador

Análisis e interpretación

La tabla 4, que corresponde y cuestiona sobre la exposición que tienen los pacientes al humo de biomasa, dejo como resultados que el 96.7% indico que si estaba expuesto a este, y finalmente el 3,3% señalo no saber si se encontraban expuestos al humo de biomasa.

Tabla 5. ¿Siente irritación o algún tipo de malestar al inhalar el humo de la leña/carbón?

		Frecuencia	Porcentaje	Porcentaje válido	Porcentaje acumulado
Válido	Si	12	40,0	40,0	40,0
	No se	18	60,0	60,0	100,0
	Total	30	100,0	100,0	

Fuente: Investigador

Análisis e interpretación

La tabla 5 correspondiente a la presencia de algún malestar asociado al humo de biomasa, el 40% de los pacientes mencionaron que sentían malestares o irritación a nivel respiratorio luego de alguna interacción con el humo de biomasa, finalmente el 60% sostuvo que no sabe si padeció alguno de estos síntomas y si se encontraba o no asociado al humo de biomasa.

Tabla 6. ¿Que hace usted para mejorar su estado de salud?

		Frecuencia	Porcentaje	Porcentaje válido	Porcentaje acumulado
Válido	Alimentación saludable	6	20,0	20,0	20,0
	Ninguna	24	80,0	80,0	100,0
	Total	30	100,0	100,0	

Fuente: Investigador

Análisis e interpretación

Luego, la tabla 6 que cuestiona a las acciones que toman los usuarios para mejorar el estado de salud actual, el 80% de los encuestados mencionaron que no hacían ninguna actividad con el objetivo de mejorar el estado de salud actual, sin embargo, el restante 20% de los pacientes demostraron que realizan actividades como llevar una alimentación saludable a fin llevar un estilo de vida más sano.

Tabla 7. ¿Ha presentado alguna vez dificultad o molestia para respirar?

		Frecuencia	Porcentaje	Porcentaje válido	Porcentaje acumulado
Válido	**Si**	14	46,7	46,7	46,7
	A veces	16	53,3	53,3	100,0
	Total	30	100,0	100,0	

Fuente: Investigador

Análisis e interpretación

La tabla 7, que corresponde a la presencia de alguna dificultad o molestia para respirar, el 53,3% de las personas indicaron que a veces presentaban alguna molestia respiratoria, el 46,7% restante revelo que, si presentaban dificultades para respirar, lo que demuestra la existencia de casos con etiologías respiratorias.

Tabla 8. ¿Con que frecuencia acude al médico por enfermedades o afectaciones respiratorias?

		Frecuencia	Porcentaje	Porcentaje válido	Porcentaje acumulado
Válido	**Trismestral**	11	36,7	36,7	36,7
	Semestral	12	40,0	40,0	76,7
	Anual	7	23,3	23,3	100,0
	Total	30	100,0	100,0	

Fuente: Investigador

Análisis e interpretación

A través de la tabla 8 se pudo dar respuesta a la pregunta de interés, que hace énfasis a la frecuencia con la que los pacientes acuden al médico debido a la presencia de enfermedades respiratorias, el 40% indico que lo hace semestralmente, el 36,7% señalo que lo hace de manera trimestral, el 23,3% siguiente indico que asisten anualmente.

Tabla 9. ¿Le gustaría saber de las enfermedades respiratorias que causa el humo de biomasa?

		Frecuencia	Porcentaje	Porcentaje válido	Porcentaje acumulado
Válido	Si	30	100,0	100,0	100,0

Fuente: Investigador

Análisis e interpretación

La tabla 9, que pertenece a la pregunta de si le gustaría obtener información sobre las enfermedades respiratorias asociadas al humo de biomasa, el 100% de los participantes señalaron que si les gustaría saber y adquirir más conocimiento sobre esto.

Tabla 10. ¿Durante el último año que tipos de enfermedades respiratorias ha presentado?

		Frecuencia	Porcentaje	Porcentaje válido	Porcentaje acumulado
Válido	Asma	4	13,3	13,3	13,3
	Alergia	9	30,0	30,0	43,3
	Gripe	17	56,7	56,7	100,0
	Total	30	100,0	100,0	

Fuente: Investigador

Análisis e interpretación

La tabla 10, trata sobre el tipo de enfermedades respiratorias diagnosticadas en los pacientes, el 56,7% indico que padecieron gripe, el 30% sostuvo que han presentado alergia y el 13,3% padecen de asma, la cual afecta frecuentemente a esta población, coincidiendo con los datos de la primer encuesta.

Tabla 11. ¿Cuál de las siguientes causas cree que influye en el desarrollo de enfermedades respiratorias asociadas al humo de biomasa?

		Frecuencia	Porcentaje	Porcentaje válido	Porcentaje acumulado
Válido	Exposición al humo de leña, carbón o estiércol	14	46,7	46,7	46,7
	Desconocimiento sobre la peligrosidad del humo	5	16,7	16,7	63,3
	Nivel socioeconómico bajo	6	20,0	20,0	83,3
	Poco acceso a los servicios de salud	5	16,7	16,7	100,0
	Total	30	100,0	100,0	

Fuente: Investigador

Análisis e interpretación

En la tabla 11 sobre las causas que influyen en el desarrollo de enfermedades respiratorias, el 46,7% de los pacientes sostuvo que la exposición al humo es uno de los factores principales, seguido del nivel socioeconómico bajo con un 20%, posteriormente el desconocimiento sobre la peligrosidad en un 16,7% y finalmente el poco acceso a los servicios de salud con un 16,7%, datos similares a la primera encuesta.

6.2 Discusión de los resultados

La exposición al humo de biomasa es una problemática significativa en áreas rurales como la parroquia Noboa, ya que el uso de combustibles como madera, residuos de cultivos, carbón para la cocina y sembríos es muy común, esta exposición prolongada al humo de biomasa tiene graves implicaciones para la salud respiratoria de las personas que viven en estas áreas.

De acuerdo con la presente investigación y en concordancia con los datos obtenidos, las intervenciones de enfermería juega un papel fundamental en la prevención y el uso adecuado del humo de biomasa, la implementación de charlas educativas y la propuesta de una guía educativa didáctica elaborada por el personal de enfermería, es de vital importancia ya que con estos se pueden implementar estrategias de prevención, manejo y reconocimiento de síntomas, además de qué servirá para que los pacientes conozcan sobre aquellas prácticas que usualmente se llevan a cabo y qué dejan secuelas perjudiciales en las personas.

La evidencia obtenida de esta investigación deja claro que las estrategias e intervenciones de enfermería en pacientes con enfermedades respiratorias son de gran relevancia médica, ya que las intervenciones realizadas durante la duración del proyecto dejaron como resultado que los pacientes conozcan más y tomen medidas de precaución al momento de exponerse al humo, con la finalidad de reducir este tipo de enfermedades o afectaciones que llegan a padecer en la edad adulta.

La evidencia científica sugiere el conocimiento de los pacientes en referencia a las enfermedades respiratorias es limitada coincidiendo con los hallazgos obtenidos, Jam (58) deja en claro que las enfermeras tienen múltiples funciones y la responsabilidad de mantener a los pacientes seguros en el complejo entorno sanitario, además de que son las encargadas de proporcionar intervenciones que eleven el conocimiento de los afectados. Otro estudio realizado por Mahesh (59) relacionado al conocimiento sugiere que en aquellos habitantes de zonas rurales están más expuestos al aumento de enfermedades respiratorias asociadas al humo de biomasa especialmente en la población femenina, ya que al desconocer los efectos adversos del uso del humo continúa con la constante quema y cocina con horno.

Estos resultados concuerdan con la investigación llevada a cabo por Becqué (60) la cual sugiere que las intervenciones de enfermería destinadas a respaldar a los cuidadores familiares en los cuidados al final de la vida en el hogar demuestran su capacidad para generar resultados positivos, las enfermeras deben combinar diversos componentes al brindar apoyo a los cuidadores familiares, con el objetivo de mejorar su bienestar y capacidad para proporcionar cuidados adecuados. Este dato coincide con Vaismoradi. (61) que indica que las pautas generales sugieren que aumentar el conocimiento de las enfermeras sobre la seguridad del paciente, fomentar la colaboración en las tareas y el intercambio de información, brindar retroalimentación regular en el entorno laboral pueden contribuir a mejorar la adhesión de las enfermeras a los principios de seguridad del paciente.

La implementación de una guía educativa y de acuerdo a lo que indica Younas (62) pueden facilitar o dificultar la práctica clínica por parte de las enfermeras y, en consecuencia, poner en peligro la seguridad del paciente.

6.1. Conclusiones del capitulo

La guía educativa, desarrollada en colaboración con expertos en salud respiratoria, proporciona información detallada sobre los síntomas, las causas y las opciones de tratamiento de las enfermedades respiratorias relacionadas con el humo de biomasa, también destaca la importancia de la prevención y ofrece pautas prácticas para reducir la exposición al humo de biomasa.

El éxito de la aplicación y validación de este proyecto dependió de la colaboración entre los profesionales de la salud, los usuarios del Centro de Salud y la comunidad en general. Trabajar en conjunto con ellos para garantizo que la información llegue de manera efectiva y contribuya a mejorar la conciencia y el cuidado de la salud respiratoria.

7. CONCLUSIONES GENERALES

Se evidenció que existía un nivel de conocimiento deficiente entre los usuarios sobre las enfermedades respiratorias asociadas al humo de biomasa, esto puede deberse a la falta de educación y conciencia sobre los riesgos para la salud relacionados con la exposición a este tipo de humo, es importante implementar estrategias de educación y difusión para mejorar el conocimiento de los usuarios sobre estas enfermedades y sus implicaciones, ya que una vez ejecutado el proyecto se evidencio en gran medida el conocimiento que desarrollaron los pacientes.

Las actividades de enfermería enfocadas en la promoción y prevención de enfermedades respiratorias asociadas al humo de biomasa fueron esenciales para la educación, junto con la colaboración multidisciplinaria constituyen elementos imprescindibles para tratar este problema de salud de manera efectiva y mejorar la calidad de vida de las personas afectadas.

Las principales determinantes de salud que influyen en las enfermedades respiratorias asociadas al humo de biomasa son exposición a este elemento, factores socioeconómicos, ambientales, abordar estos determinantes de manera integral y colaborativa es esencial para prevenir y controlar las enfermedades respiratorias en las comunidades expuestas al humo de biomasa.

Una guía de educación efectiva influyo en el cambio de comportamiento hacia prácticas más saludables y seguras en relación con la exposición al humo de biomasa, al comprender los efectos negativos en la salud y las medidas de prevención, las personas pueden optar por utilizar estufas más eficientes, mejorar la ventilación de sus viviendas y reducir la exposición al humo, lo que puede reducir el riesgo de enfermedades respiratorias.

8. RECOMENDACIONES

Proporcionar educación y concienciación sobre las enfermedades respiratorias asociadas al humo de biomasa es fundamental, las enfermeras pueden organizar charlas, talleres y sesiones informativas en las comunidades rurales para informar a las personas sobre los riesgos y las medidas de prevención.

Las enfermeras pueden llevar a cabo evaluaciones de salud regulares en las comunidades rurales para identificar personas en riesgo o que presenten síntomas de enfermedades respiratorias relacionadas con el humo de biomasa.

Recolectar datos demográficos relevantes de las áreas rurales donde se utiliza la biomasa como fuente de energía, esto incluye información sobre el nivel socioeconómico, la educación, el acceso a servicios de salud y las condiciones de vivienda.

Realizar evaluaciones periódicas para determinar la efectividad de la guía de educación, para recopilar retroalimentación de los usuarios y medir los cambios en el conocimiento y las prácticas.

9. BIBLIOGRAFIA

1. Myall KJ, Mukherjee B, Castanheira AM, Lam JL, Benedetti G, Mak SM, et al. Persistent post–COVID-19 interstitial lung disease: An observational study of corticosteroid treatment. Ann Am Thorac Soc.2021 May 1 [cited 2023 Apr 26];18(5):799–806. Available from: www.atsjournals.org.

2. Soto D. La contaminación intramuros del humo de biomasa. Universidad y Sociedad. 2022 Feb 22;14(1):396–402.

3. Fandiño-Del-Rio M, Kephart JL, Williams KN, Moulton LH, Steenland NK, Checkley W, et al. Household air pollution exposure and associations with household characteristics among biomass cookstove users in Puno, Peru. Environ Res. 2020 Dec 1;191:110028.

4. OMS. Contaminación del aire doméstico y salud [Internet]. 2022 [cited 2023 Apr 26]. Available from: https://www.who.int/es/news-room/fact-sheets/detail/household-air-pollution-and-health

5. OMS. Household air pollution [Internet]. 2022 [cited 2023 Apr 26]. Available from: https://www.who.int/news-room/fact-sheets/detail/household-air-pollution-and-health

6. Ministerio de Salud Pública. Enfermedades Respiratorias: Neumonía CIE-10J09-J22. Quito-Ecuador; 2021.

7. Callejas De Valero D, Pilay Chávez D, Moreira Vice R, Urdaneta Bracho J, Robles DR, Dirección *. Infecciones respiratorias agudas en niños menores de 5 años del Hospital General Dr. Verdi Cevallos Balda. QhaliKay Revista de Ciencias de la Salud ISSN 2588-0608 [Internet]. 2022 Jun 28 [cited 2023 Apr 26];6(2):50–6. Available from: https://revistas.utm.edu.ec/index.php/QhaliKay/article/view/4601/5239

8.   Li S, Xu J, Jiang Z, Luo Y, Yang Y, Yu J. Correlation between indoor air pollution and adult respiratory health in Zunyi City in Southwest China: Situation in two different seasons. BMC Public Health [Internet]. 2019 Jun 10 [cited 2023 May 2];19(1):1–14. Available from: https://bmcpublichealth.biomedcentral.com/articles/10.1186/s12889-019-7063-z

9.   Shupler M, Hystad P, Birch A, Miller-Lionberg D, Jeronimo M, Arku RE, et al. Household and personal air pollution exposure measurements from 120 communities in eight countries: results from the PURE-AIR study. Lancet Planet Health [Internet]. 2020 Oct 1 [cited 2023 Apr 26];4(10):e451–62. Available from: http://www.thelancet.com/article/S2542519620301972/fulltext

10.   Saini J, Dutta M, Marques G. A comprehensive review on indoor air quality monitoring systems for enhanced public health. Sustainable Environment Research [Internet]. 2020 Jan 29 [cited 2023 Apr 26];30(1):1–12. Available from: https://sustainenvironres.biomedcentral.com/articles/10.1186/s42834-020-0047-y

11.   Pachauri S, Rao ND, Cameron C. Outlook for modern cooking energy access in Central America. PLoS One [Internet]. 2018 Jun 1 [cited 2023 Apr 26];13(6):e0197974. Available from: https://journals.plos.org/plosone/article?id=10.1371/journal.pone.0197974

12.   Arturo A, Vasquez A, Antonio D, Marin A, Mateo A, Asesor TC, et al. Prevalencia de alteraciones espirométricas relacionadas al uso de biomasa, en personas mayores de 40 años en el barrio San Pedro del Cebollar 2018, Cuenca – Ecuador. 2019 [cited 2023 Apr 26]; Available from: http://dspace.uazuay.edu.ec/handle/datos/9432

13.   Schilmann A. La contaminación del aire por el uso doméstico de combustibles sólidos y su relación con la Enfermedad Pulmonar Obstructiva Crónica en la región de América Latina y el Caribe. In Mexico: Dirección de Salud Ambiental, Instituto Nacional de Salud Pública; [cited 2023 Apr 26]. Available from:

https://www.paho.org/hq/dmdocuments/2018/2-Dr.-Schilmann-Indoor-Polution-COPD.pdf

14. Fukada M. Nursing Competency: Definition, Structure and Development. Yonago Acta Med. 2018 Mar 28;61(1):001–7.

15. Lupu DE, Aldous A, Anderson E, Schell JO, Groninger H, Sherman MJ, et al. Advance Care Planning Coaching in CKD Clinics: A Pragmatic Randomized Clinical Trial. Am J Kidney Dis [Internet]. 2022 May 1 [cited 2023 Apr 27];79(5):699-708.e1. Available from: https://pubmed.ncbi.nlm.nih.gov/34648897/

16. Meleis A. Theoretical Nursing Development and Progress. 6th Edition, Wolters Kluwer, Philadelphia. - References - Scientific Research Publishing [Internet]. 2018 [cited 2023 Jun 14]. Available from: https://www.scirp.org/%28S%28351jmbntvnsjt1aadkposzje%29%29/reference/ReferencesPapers.aspx?ReferenceID=2776113

17. Walker LO. Gifts of wise women: A reflection on enduring ideas in nursing that transcend time. Nurs Outlook [Internet]. 2020 May 1 [cited 2023 Apr 27];68(3):355–64. Available from: http://www.nursingoutlook.org/article/S0029655419305214/fulltext

18. Riegel B, Jaarsma T, Strömberg A. A middle-range theory of self-care of chronic illness. Advances in Nursing Science [Internet]. 2018 Jul [cited 2023 Apr 27];35(3):194–204. Available from: https://journals.lww.com/advancesinnursingscience/Fulltext/2018/07000/A_Middle_Range_Theory_of_Self_Care_of_Chronic.3.aspx

19. Walker LO. Gifts of wise women: A reflection on enduring ideas in nursing that transcend time. Nurs Outlook [Internet]. 2020 May 1 [cited 2023 Apr 27];68(3):355–64. Available from: http://www.nursingoutlook.org/article/S0029655419305214/fulltext

20.   Khademian Z, Kazemi Ara F, Gholamzadeh S. The Effect of Self Care Education Based on Orem's Nursing Theory on Quality of Life and Self-Efficacy in Patients with Hypertension: A Quasi-Experimental Study. Int J Community Based Nurs Midwifery [Internet]. 2020 Apr 1 [cited 2023 Apr 27];8(2):140. Available from: /pmc/articles/PMC7153422/

21.   Hartweg DL, Metcalfe SA. Orem's Self-Care Deficit Nursing Theory: Relevance and Need for Refinement. https://doi.org/101177/08943184211051369 [Internet]. 2021 Dec 23 [cited 2023 Apr 27];35(1):70–6. Available from: https://journals.sagepub.com/doi/10.1177/08943184211051369

22.   Brinkman JE, Sharma S. Physiology, Pulmonary. StatPearls [Internet]. 2022 Jul 18 [cited 2023 Apr 26]; Available from: https://www.ncbi.nlm.nih.gov/books/NBK482426/

23.   National Center for Biotechnology Information (US). Respiratory Diseases - Genes and Disease - NCBI Bookshelf [Internet]. 2023 [cited 2023 Apr 26]. Available from: https://www.ncbi.nlm.nih.gov/books/NBK22167/

24.   James SL, Abate D, Abate KH, Abay SM, Abbafati C, Abbasi N, et al. Global, regional, and national incidence, prevalence, and years lived with disability for 354 diseases and injuries for 195 countries and territories, 2018: a systematic analysis for the Global Burden of Disease Study 2018. Lancet [Internet]. 2018 Nov 10 [cited 2023 Apr 26];392(10159):1789–858. Available from: https://pubmed.ncbi.nlm.nih.gov/30496104/

25.   Boehm A, Pizzini A, Sonnweber T, Loeffler-Ragg J, Lamina C, Weiss G, et al. Assessing global COPD awareness with Google Trends. Eur Respir J [Internet]. 2019 Jun 1 [cited 2023 Apr 26];53(6). Available from: https://pubmed.ncbi.nlm.nih.gov/31097517/

26.   Indicadores de salud. Aspectos conceptuales y operativos. Indicadores de salud Aspectos conceptuales y operativos. 2018;

27.   Balmes JR. When the fetus is exposed to smoke, the developing lung is burned. Am J Respir Crit Care Med [Internet]. 2019 Mar 15 [cited 2023 Apr 26];199(6):684–5. Available from: /pmc/articles/PMC6423106/

28.   Garvey C, Criner GJ. Impact of Comorbidities on the Treatment of Chronic Obstructive Pulmonary Disease. Am J Med. 2018 Sep 1;131(9):23–9.

29.   Montes de Oca M, Zabert G, Moreno D, Laucho-Contreras ME, Lopez Varela MV, Surmont F. Smoke, Biomass Exposure, and COPD Risk in the Primary Care Setting: The PUMA Study. Respir Care [Internet]. 2018 Aug 1 [cited 2023 Apr 26];62(8):1058–66. Available from: https://rc.rcjournal.com/content/62/8/1058

30.   Capistrano SJ, van Reyk D, Chen H, Oliver BG. Evidence of Biomass Smoke Exposure as a Causative Factor for the Development of COPD. Toxics [Internet]. 2018 Dec 1 [cited 2023 Apr 26];5(4). Available from: /pmc/articles/PMC5750564/

31.   Taylan O, Kaya D, Bakhsh AA, Demirbas A. Bioenergy life cycle assessment and management in energy generation. Energy Exploration and Exploitation [Internet]. 2018 Jan 1 [cited 2023 Apr 26];36(1):166–81. Available from: https://journals.sagepub.com/doi/full/10.1177/0144598717725871

32.   Kayamba V, Zyambo K, Mulenga C, Mwakamui S, Tembo MJ, Shibemba A, et al. Biomass Smoke Exposure Is Associated With Gastric Cancer and Probably Mediated Via Oxidative Stress and DNA Damage: A Case-Control Study. JCO Glob Oncol [Internet]. 2020 [cited 2023 Apr 27];6:532–41. Available from: /pmc/articles/PMC7113078/

33.   Scott AF, Reilly CA. Wood and Biomass Smoke: Addressing Human Health Risks and Exposures. Chem Res Toxicol [Internet]. 2019 Feb 18 [cited 2023 Apr 27];32(2):219–21.   Available   from: https://pubs.acs.org/doi/full/10.1021/acs.chemrestox.8b00318

34.   Jetmalani K, Thamrin C, Farah CS, Bertolin A, Chapman DG, Berend N, et al. Peripheral airway dysfunction and relationship with symptoms in smokers with

preserved spirometry. Respirology [Internet]. 2018 May 1 [cited 2023 Apr 27];23(5):512–8. Available from: https://onlinelibrary.wiley.com/doi/full/10.1111/resp.13215

35.	Halpin DMG, Vogelmeier CF, Agusti A. Lung Health for All: Chronic Obstructive Lung Disease and World Lung Day 2022. Am J Respir Crit Care Med [Internet]. 2022 Sep 15 [cited 2023 Apr 26];206(6):669–71. Available from: https://www.

36.	Thakur M, Nuyts PAW, Boudewijns EA, Kim JF, Faber T, Babu GR, et al. Impact of improved cookstoves on women's and child health in low and middle income countries: a systematic review and meta-analysis. Thorax [Internet]. 2018 Nov 1 [cited 2023 Apr 27];73(11):1026–40. Available from: https://thorax.bmj.com/content/73/11/1026

37.	Release notice - Canadian Cancer Statistics: A 2020 special report on lung cancer. Health Promot Chronic Dis Prev Can [Internet]. 2020 Sep 1 [cited 2023 Apr 27];40(10):325. Available from: /pmc/articles/PMC7608932/

38.	Shah A, Kunal S, Gothi R. Bronchial anthracofibrosis: The spectrum of radiological appearances. Indian J Radiol Imaging [Internet]. 2018 Jul 1 [cited 2023 Apr 27];28(3):333–41. Available from: https://pubmed.ncbi.nlm.nih.gov/30319212/

39.	Sana A, Somda SMA, Meda N, Bouland C. Chronic obstructive pulmonary disease associated with biomass fuel use in women: a systematic review and meta-analysis. BMJ Open Respir Res [Internet]. 2018 Jan 1 [cited 2023 Apr 27];5(1):e000246. Available from: https://bmjopenrespres.bmj.com/content/5/1/e000246

40.	Adane MM, Alene GD, Mereta ST, Wanyonyi KL. Prevalence and risk factors of acute lower respiratory infection among children living in biomass fuel using households: A community-based cross-sectional study in Northwest Ethiopia. BMC Public Health [Internet]. 2020 Mar 19 [cited 2023 Apr 27];20(1):1–13. Available from:

https://bmcpublichealth.biomedcentral.com/articles/10.1186/s12889-020-08515-w

41. Nagourney EM, Robertson NM, Rykiel N, Siddharthan T, Alupo P, Encarnacion M, et al. Illness representations of chronic obstructive pulmonary disease (COPD) to inform health education strategies and research design—learning from rural Uganda. Health Educ Res [Internet]. 2020 Aug 1 [cited 2023 Apr 27];35(4):258. Available from: /pmc/articles/PMC7787214/

42. Lee KK, Bing R, Kiang J, Bashir S, Spath N, Stelzle D, et al. Adverse health effects associated with household air pollution: a systematic review, meta-analysis, and burden estimation study. Lancet Glob Health [Internet]. 2020 Nov 1 [cited 2023 Apr 27];8(11):e1427–34. Available from: https://pubmed.ncbi.nlm.nih.gov/33069303/

43. Fletcher MJ, Tsiligianni I, Kocks JWH, Cave A, Chunhua C, Sousa JC de, et al. Improving primary care management of asthma: do we know what really works? NPJ Prim Care Respir Med [Internet]. 2020 Dec 1 [cited 2023 Apr 27];30(1). Available from: /pmc/articles/PMC7300034/

44. Valdrés López A, Marín Zarza M, Bruna Barranco I, Martínez Giménez L. Plan de atención de enfermería a pacientes con cáncer de pulmón en fase terminal. Revista Sanitaria de Investigación, ISSN-e 2660-7085, Vol 1, N° 8, 2020 [Internet]. 2020 [cited 2023 Apr 27];1(8):4. Available from: https://dialnet.unirioja.es/servlet/articulo?codigo=7653027&info=resumen&idioma=SPA

45. Slang R, Finsrud LT, Olsen BF. Nursing interventions in intensive care unit patients with breathing difficulties: A scoping review of the evidence. Nord J Nurs Res [Internet]. 2020 Dec 1 [cited 2023 May 8];40(4):176–87. Available from: https://journals.sagepub.com/doi/full/10.1177/2057158520948834

46.   Sun X, Shen Y, Shen J. Respiration-related guidance and nursing can improve the respiratory function and living ability of elderly patients with chronic obstructive pulmonary disease. Am J Transl Res [Internet]. 2021 May 30 [cited 2023 Apr 27];13(5):4686. Available from: /pmc/articles/PMC8205811/

47.   Sun Y, Sun F, Lin C, Wang F. The impact of asthma-exclusive nursing scheme on the treatment effect of asthma patients. Am J Transl Res [Internet]. 2021 [cited 2023 Apr 27];13(8):9048. Available from: /pmc/articles/PMC8430090/

48.   Wu LJ, Jiao WW, Wang HH, Li G, Li P, Wang SJ. Analysis of the Effectiveness of Nursing Interventions in Critically Ill Patients in Respiratory Medicine. J Healthc Eng. 2022;2022.

49.   Leonardsen AC, Gulbrandsen T, Wasenius C, Fossen LT. Nursing perspectives and strategies in patients with respiratory insufficiency. Nurs Crit Care [Internet]. 2022 Jan 1 [cited 2023 Apr 27];27(1):27–35. Available from: https://onlinelibrary.wiley.com/doi/full/10.1111/nicc.12555

50.   Zhang J, Xu N, Zheng D. Effect of High-Quality Nursing Care on Patients with Acute Exacerbation of Chronic Obstructive Pulmonary Disease Complicated with Respiratory Failure: An Observational Cohort Study. Appl Bionics Biomech [Internet]. 2022 [cited 2023 Apr 27];2022. Available from: /pmc/articles/PMC9208997/

51.   Quijandria MCH, Apaza EH, Guado NC, Condori MY. Proceso de atención de enfermería aplicado al adulto maduro con neumonía e insuficiencia respiratoria post COVID-19. Investigación e Innovación: Revista Científica de Enfermería [Internet]. 2022 May 24 [cited 2023 Apr 27];2(1):162–72. Available from: https://revistas.unjbg.edu.pe/index.php/iirce/article/view/1394/1681

52.   Rowntree RA, Hosseinzadeh H. Lung Cancer and Self-Management Interventions: A Systematic Review of Randomised Controlled Trials. Int J Environ Res Public

Health [Internet]. 2022 Jan 1 [cited 2023 May 8];19(1). Available from: /pmc/articles/PMC8744740/

53.   Leng S, Picchi MA, Meek PM, Jiang M, Bayliss SH, Zhai T, et al. Wood smoke exposure affects lung aging, quality of life, and all-cause mortality in New Mexican smokers. Respir Res [Internet]. 2022 Dec 1 [cited 2023 May 8];23(1):1–15. Available from: https://respiratory-research.biomedcentral.com/articles/10.1186/s12931-022-02162-y

54.   Garg A, Bagri S, Choudhary P, Singh D, Gupta M, Gaur S. The adverse effects of solid biomass fuel exposure on lung functions in non-smoking female population. J Family Med Prim Care [Internet]. 2022 [cited 2023 May 8];11(6):2499. Available from: https://journals.lww.com/jfmpc/Fulltext/2022/06000/The_adverse_effects_of_solid_biomass_fuel_exposure.39.aspx

55.   Xin Z, Tu K, Wu H, Li C, Zhong J, Xin Z, et al. Perioperative Nursing Care for Patients with Lung Cancer Undergoing Total Pneumonectomy. J Cancer Ther [Internet]. 2022 Apr 6 [cited 2023 May 8];13(4):234–41. Available from: http://www.scirp.org/journal/PaperInformation.aspx?PaperID=116866

56.   Pathirathna ML, Samarasekara BPP, Mendis C, Dematawewa CMB, Sekijima K, Sadakata M, et al. Is biomass fuel smoke exposure associated with anemia in non-pregnant reproductive-aged women? PLoS One [Internet]. 2022 Aug 1 [cited 2023 May 8];17(8):e0272641. Available from: https://journals.plos.org/plosone/article?id=10.1371/journal.pone.0272641

57.   Shilenje ZW, Maloba S, Ongoma V. A review on household air pollution and biomass use over Kenya. Front Environ Sci. 2022 Nov 8;10:2190.

58.   Jam R, Mesquida J, Hernández Ó, Sandalinas I, Turégano C, Carrillo E, et al. Nursing workload and compliance with non-pharmacological measures to prevent ventilator-associated pneumonia: a multicentre study. Nurs Crit Care [Internet].

2018 Nov 1 [cited 2023 Jun 14];23(6):291–8. Available from: https://pubmed.ncbi.nlm.nih.gov/30182383/

59. Mahesh PA, Lokesh KS, Madhivanan P, Chaya SK, Jayaraj BS, Ganguly K, et al. The Mysuru stUdies of Determinants of Health in Rural Adults (MUDHRA), India. Epidemiol Health [Internet]. 2018 [cited 2023 Jun 14];40:e2018027. Available from: http://www.e-epih.org/journal/view.php?doi=10.4178/epih.e2018027

60. Becqué YN, Rietjens JAC, van Driel AG, van der Heide A, Witkamp E. Nursing interventions to support family caregivers in end-of-life care at home: A systematic narrative review. Int J Nurs Stud. 2019 Sep 1;97:28–39.

61. Vaismoradi M, Tella S, Logan PA, Khakurel J, Vizcaya-Moreno F. Nurses' Adherence to Patient Safety Principles: A Systematic Review. International Journal of Environmental Research and Public Health 2020, Vol 17, Page 2028 [Internet]. 2020 Mar 19 [cited 2023 Jun 14];17(6):2028. Available from: https://www.mdpi.com/1660-4601/17/6/2028/htm

62. Younas A, Quennell S. Usefulness of nursing theory-guided practice: an integrative review. Scand J Caring Sci [Internet]. 2019 Sep 1 [cited 2023 Jun 14];33(3):540–55. Available from: https://onlinelibrary.wiley.com/doi/full/10.1111/scs.12670

10. ANEXOS

Anexo 1. Encuesta aplicada a pacientes de la parroquia Noboa

Datos

Provincia: **Cantón:**

Año: **Fecha:**

Objetivo:

Instructivo: Marque con una X según corresponda su respuesta.

1. **¿Usted conoce que es el humo de biomasa?**

Si_______________

No _____________

2. **¿El personal de salud de enfermería le ha realizado actividades de promoción y prevención de enfermedades respiratorias ocasionadas al humo de biomasa?**

Si_____________

No _____________

3. **¿Cuál es la relación entre su edad y la afectación de enfermedades respiratorias?**

18 a 30 años ____________

30 a 50 años ____________

51 a 75 años ____________

4. **¿Usted está expuesto al humo de biomasa?**

Si_____________

No_____________

No se __________

5. **¿Siente irritación o algún tipo de malestar al inhalar el humo de la leña/carbón?**

Si   __________

No   __________No se ________

6. ¿Qué hace usted para mejorar su estado de salud?

Actividad física _______________

Alimentación saludable _______________

Ninguno _______________

7. ¿Ha presentado alguna vez dificultad o molestia para respirar?

Si_______________
No _______________
A veces _______________

8. ¿Con que frecuencia acude al médico por enfermedades o afectaciones respiratorias?

Semanalmente_______________

Trimestralmente_______________

Semestralmente_______________

Anualmente_______________

Nunca _______________

9. ¿Le gustaría saber de las enfermedades respiratorias que causa el humo de biomasa?

Si_______________   No _______________

10. ¿Durante el último año que tipos de enfermedades respiratorias ha presentado?

Asma_______________

Alergia_______________

Gripe _______________

11. ¿Cuál de las siguientes causas cree que influye en el desarrollo de enfermedades respiratorias asociadas al humo de biomasa?

Exposición al humo de leña, carbón o estiércol ____

Desconocimiento sobre la peligrosidad del humo ____

Nivel socioeconómico bajo ____

Poco acceso a los servicios de salud ____

Anexo 2. Modelo de entrevista aplicado al personal del Centro de Salud Noboa

---

TEMA: Intervenciones de enfermería en pacientes con enfermedades respiratorias asociadas al humo de biomasa

1.- ¿Usted cuenta con un cronograma de capacitación diaria dirigida a los usuarios?

____

____

____

2.- ¿Cada cuánto brinda charlas educativas a los usuarios?

____

____

____

3.- ¿Cree usted que es importante impartir charlas educativas a los usuarios?

____

____

____

4.- ¿Cree usted que las charlas educativas pueden ayudar a mejorar los resultados en la salud de los pacientes?

____

____

____

5.- ¿Qué desafíos ha enfrentado al brindar charlas educativas a los pacientes y cómo los ha superado?

____

____

____

6.- ¿Cree que es necesario o importante educar al paciente con respecto al tema humo de biomasa?

____

____

Consentimiento o asentimiento informado

Yo, Lorena María Loor Alvarado, licenciada en Enfermería y actualmente estudiante de la Maestría de Gestión de Cuidado, de la facultad de Ciencias de la Salud del Instituto de Posgrado UNESUM, puede comunicarse a mi número celular: 0989651683 o escribir un email a lorenaloor99@gmail.com Me encuentro realizando la investigación titulada "Intervenciones de enfermería en pacientes con enfermedades respiratorias asociadas al humo de biomasa." cuyo objetivo evaluar la efectividad de las intervenciones de enfermería mediante la promoción y prevención de enfermedades respiratorias asociadas al humo de biomasa.

Su participación es totalmente voluntaria, siéntase en libertad de decidir, sin embargo, usted fue elegido para tomar parte en este estudio porque cumple con los criterios de interés, para el desarrollo de esta investigación. Por lo anterior, para el desarrollo de esta investigación, se debe recolectar información por medio del diligenciamiento de un cuestionario que incluye los siguientes temas: se realizara una encuesta sobre los temas relacionados a la investigación.

Siéntase con libertad de preguntar lo que no entienda; si lo requiere solicite una copia de este documento. Cuando haya comprendido la información y haya decidido participar voluntariamente el consentimiento se manejará de manera presencial con las respectivas firmas del participante.

Los datos suministrados serán analizados y los resultados del estudio se presentarán en una reunión si la condición de la pandemia lo permite informándole oportunamente el día y la hora en que serán socializados.

GARANTÍAS DE SU PARTICIPACIÓN

La información que usted suministre al diligenciar los cuestionarios se mantendrá bajo estricta confidencialidad, en ellos no se le solicitará ningún dato personal suyo (nombre, dirección, cédula), ni se utilizará su nombre en la investigación.

Para participar en este estudio no deberá asumir ningún costo; ni tampoco se le proporcionará compensación económica por la participación. Como su participación es voluntaria, tiene total libertad para retirarse de este estudio en caso de que así lo considere, sin que por ello tenga algún tipo de represalia o limitación en los servicios y la atención que usted recibe aquí.

Los datos obtenidos se custodiarán por parte de la investigadora en el periodo de 7 años como lo estipula el Art. 10 literal a, de la normativa vigente en Ecuador, donde menciona qué: Instalaciones que permitan el trabajo en condiciones de confidencialidad, con un espacio apropiado para la Secretaría del Comité y para las reuniones, así como para el manejo y archivo de documentos confidenciales, mismo que deberá ser almacenado por un período de siete (7) años. y solo serán utilizados para fines académicos, los resultados serán divulgados en eventos científicos y publicados en revistas científicas únicamente.

La información que se obtenga con la aplicación de los cuestionarios se utilizara únicamente con el fin de validar el programa psicoeducativo y se manejara de forma confidencial. La investigadora vinculada a la propuesta, cuyos datos se notan a continuación, estar pendiente a responder dudas antes, durante y después de concluida la propuesta del programaba psicoeducativo.

Agradezco de antemano su valiosa colaboración para el desarrollo de este estudio. Al firmar el consentimiento usted acepta a participar de manera voluntaria en esta propuesta de intervención

Yo________________he leído la información proporcionada o me ha sido leída y entendido el contenido de este documento, además han sido resultas todas mis dudas y sé que puedo retirarme en el momento en que lo desee; por lo que he recibido suficiente información y voluntariamente acepto participar en esta investigación.

Entiendo los riesgos y beneficios por tanto doy mi consentimiento para participar en el estudio de investigación resumido en este formulario. Entendiendo que, si no acepto, esto no afectara la atención que recibo en esta o en otra institución de salud.

Firma del Participante

Fecha   Día/mes/año

o

He explicado el estudio al participante arriba presentado y he confirmado su comprensión para el consentimiento informado.

_________   _________

Firma del investigador   Fecha

GUÍA EDUCATIVA ENFERMEDADES RESPIRATORIAS ASOCIADAS AL HUMO DE BIOMASA

Informe de experto

Respetable Dra. Usted ha sido seleccionado para evaluar la guía educativa sobre las enfermedades respiratorias asociadas al humo de biomasa que forma parte de la investigación denominada: "Intervenciones de enfermería en pacientes con enfermedades respiratorias asociadas al humo de biomasa"

Experto: Dra. Dora Menéndez Macias

Grado Académico: Especialista en Neumología

Áreas de experiencia: Directora Medica del Hospital Rodríguez Zambrano, Neumóloga del Hospital Rodríguez Zambrano

Investigador: Licenciada en Enfermería. Lorena María Loor Alvarado

Indicadores	Indique su grado de acuerdo frente a los siguientes ítems: (1 = muy en desacuerdo; 2 = algo en desacuerdo; 3 = algo de acuerdo; 4 = muy de acuerdo)	1	2	3	4
Suficiencia	El contenido de la guía educativa es suficiente para fomentar la prevención y promoción de la inhalación del humo de biomasa.				X
Funcionalidad	La guía responde a todos los factores asociados a las enfermedades respiratorias				X
Objetividad	La guía esta expresada en comportamientos observables.				X
Organización	El orden y contenido de la guía educativa es adecuado.				X
Claridad	El vocabulario empleado en la guía es adecuado para la población diana a aplicar.				X
Consistencia	La guía educativa tiene base teórica y científica que la respaldan.				X

Coherencia	Existe coherencia entre la guía educativa y el problema de investigación.	X
Importancia	La guía educativa contribuye información adecuada a los pacientes con enfermedades respiratorias.	X
Aplicabilidad	Considera que la guía educativa es aplicable para los pacientes y el personal de enfermería.	X

CRITERIOS DE EVALUACIÓN DE LA GUÍA EDUCATIVA

De acuerdo con los siguientes indicadores evalúe cada uno de los ítems propuestos según corresponda.

Evaluación general de la guía educativa

Validez de contenido de la guía	Excelente	Buena	Regular	Deficiente
	X			

OBSERVACIONES:

Ninguna

Revisado y validado

Fecha: 11 de julio del 2023

Firma del expérto

Dra. Dora Menéndez Macias

C.I 1309473468

VALIDACIÓN DE CONTENIDO POR JUICIO DE EXPERTOS

GUÍA EDUCATIVA ENFERMEDADES RESPIRATORIAS ASOCIADAS AL HUMO DE BIOMASA

Informe de experto

Respetable Dra. Usted ha sido seleccionado para evaluar la guía educativa sobre las enfermedades respiratorias asociadas al humo de biomasa que forma parte de la investigación denominada: "Intervenciones de enfermería en pacientes con enfermedades respiratorias asociadas al humo de biomasa "

Experto: Dra. Yaritza Quimis Cantos

Grado Académico: Especialista en Medicina Legal, Laboral y Nutrición

Áreas de experiencia: Docente en la Universidad Estatal del Sur de Manabí

Investigador: Licenciada en Enfermería. Lorena María Loor Alvarado

Indicadores	Indique su grado de acuerdo frente a los siguientes ítems: (1 = muy en desacuerdo; 2 = algo en desacuerdo; 3 = algo de acuerdo; 4 = muy de acuerdo)	1	2	3	4
Suficiencia	El contenido de la guía educativa es suficiente para fomentar la prevención y promoción de la inhalación del humo de biomasa.				X
Funcionalidad	La guía responde a todos los factores asociados a las enfermedades respiratorias				X
Objetividad	La guía esta expresada en comportamientos observables.				X
Organización	El orden y contenido de la guía educativa es adecuado.				X
Claridad	El vocabulario empleado en la guía es adecuado para la población diana a aplicar.				X
Consistencia	La guía educativa tiene base teórica y científica que la respaldan.				X
Coherencia	Existe coherencia entre la guía educativa y el problema de investigación.				X

| Importancia | La guía educativa contribuye información adecuada a los pacientes con enfermedades respiratorias. | X |
| Aplicabilidad | Considera que la guía educativa es aplicable para los pacientes y el personal de enfermería. | X |

CRITERIOS DE EVALUACIÓN DE LA GUÍA EDUCATIVA

De acuerdo con los siguientes indicadores evalúe cada uno de los ítems propuestos según corresponda.

Evaluación general de la guía educativa

Validez de contenido de la guía	Excelente	Buena	Regular	Deficiente
	X			

OBSERVACIONES:

Ninguna

Revisado y validado

Fecha: 27 de Junio del 2023

Firma del experto

Dra. Yaritza Quimis Cantos

GUÍA EDUCATIVA ENFERMEDADES RESPIRATORIAS ASOCIADAS AL HUMO DE BIOMASA

Informe de experto

Respetable Dr.: Usted ha sido seleccionado para evaluar la guía educativa sobre las enfermedades respiratorias asociadas al humo de biomasa que forma parte de la investigación denominada: "Intervenciones de enfermería en pacientes con enfermedades respiratorias asociadas al humo de biomasa "

Experto: Médico Cirujano. Jorge Jonny Zumba Albán

Grado académico: Magister en Investigación Científica y Epidemiológica

Áreas de experiencia profesional: Hospital Básico Jipijapa, IESS Jipijapa, Docente en la Universidad Estatal del Sur de Manabí

Investigador: Licenciada en Enfermería. Lorena María Loor Alvarado

Indicadores	Indique su grado de acuerdo frente a los siguientes ítems: (1 = muy en desacuerdo; 2 = algo en desacuerdo; 3 = algo de acuerdo; 4 = muy de acuerdo)	1	2	3	4
Suficiencia	El contenido de la guía educativa es suficiente para fomentar la prevención y promoción de la inhalación del humo de biomasa.				X
Funcionalidad	La guía responde a todos los factores asociados a las enfermedades respiratorias				X
Objetividad	La guía esta expresada en comportamientos observables.			X	
Organización	El orden y contenido de la guía educativa es adecuado.				X
Claridad	El vocabulario empleado en la guía es adecuado para la población diana a aplicar.				X
Consistencia	La guía educativa tiene base teórica y científica que la respaldan.				X

Coherencia	Existe coherencia entre la guía educativa y el problema de investigación.	X
Importancia	La guía educativa contribuye información adecuada a los pacientes con enfermedades respiratorias.	X
Aplicabilidad	Considera que la guía educativa es aplicable para los pacientes y el personal de enfermería.	X

CRITERIOS DE EVALUACIÓN DE LA GUÍA EDUCATIVA

De acuerdo con los siguientes indicadores evalúe cada uno de los ítems propuestos según corresponda.

Evaluación general de la guía educativa

Validez de contenido de la guía	Excelente	Buena	Regular	Deficiente
	X			

OBSERVACIONES:

Ninguna

Revisado y validado

Fecha: 17 de junio del 2023

Firma del experto
c.i: 1703976057

VALIDACIÓN DE CONTENIDO POR JUICIO DE EXPERTOS

GUÍA EDUCATIVA ENFERMEDADES RESPIRATORIAS ASOCIADAS AL HUMO DE BIOMASA

Informe de experto

Respetable Mg. Lcda.: Usted ha sido seleccionado para evaluar la guía educativa sobre las enfermedades respiratorias asociadas al humo de biomasa que forma parte de la investigación denominada: "Intervenciones de enfermería en pacientes con enfermedades respiratorias asociadas al humo de biomasa"

Experto: Lcda. Estrella Marisol Mero

Grado académico: Magister en Gerencia en Salud

Áreas de experiencia profesional: Docente

Investigador: Lcda. Lorena María Loor Alvarado

Indicadores	Indique su grado de acuerdo frente a los siguientes ítems: (1 = muy en desacuerdo; 2 = algo en desacuerdo; 3 = algo de acuerdo; 4 = muy de acuerdo)	1	2	3	4
Suficiencia	El contenido de la guía educativa es suficiente para fomentar la prevención y promoción de la inhalación del humo de biomasa.				X
Funcionalidad	La guía responde a todos los factores asociados a las enfermedades respiratorias				X
Objetividad	La guía esta expresada en comportamientos observables.				X
Organización	El orden y contenido de la guía educativa es adecuado.			X	
Claridad	El vocabulario empleado en la guía es adecuado para la población diana a aplicar.				X
Consistencia	La guía educativa tiene base teórica y científica que la respaldan.				X
Coherencia	Existe coherencia entre la guía educativa y el problema de investigación.				X

| **Importancia** | La guía educativa contribuye información adecuada a los pacientes con enfermedades respiratorias. | X |
| **Aplicabilidad** | Considera que la guía educativa es aplicable para los pacientes y el personal de enfermería. | X |

CRITERIOS DE EVALUACIÓN DE LA GUÍA EDUCATIVA

De acuerdo con los siguientes indicadores evalúe cada uno de los ítems propuestos según corresponda.

Evaluación general de la guía educativa

Validez de contenido de la guía	**Excelente**	**Buena**	**Regular**	**Deficiente**
	X			

OBSERVACIONES:

Ninguna

Revisado y validado

Fecha: 17 de junio del 2023

Firma del experto

VALIDACIÓN DE CONTENIDO POR JUICIO DE EXPERTOS

GUÍA EDUCATIVA ENFERMEDADES RESPIRATORIAS ASOCIADAS AL HUMO DE BIOMASA

Informe de experto

Respetable Mg. Lcda.: Usted ha sido seleccionado para evaluar la guía educativa sobre las enfermedades respiratorias asociadas al humo de biomasa que forma parte de la investigación denominada: "Intervenciones de enfermería en pacientes con enfermedades respiratorias asociadas al humo de biomasa"

Experto: Mg. Angélica Adriana Alcázar Marcillo

Grado académico: Magister en Mención en Enfermería En Cuidados Intensivos

Investigador: Lcda. Lorena María Loor Alvarado

Indicadores	Indique su grado de acuerdo frente a los siguientes ítems:	1	2	3	4
	(1 = muy en desacuerdo; 2 = algo en desacuerdo; 3 = algo de acuerdo; 4 = muy de acuerdo)				
Suficiencia	El contenido de la guía educativa es suficiente para fomentar la prevención y promoción de la inhalación del humo de biomasa.				X
Funcionalidad	La guía responde a todos los factores asociados a las enfermedades respiratorias				X
Objetividad	La guía esta expresada en comportamientos observables.				X
Organización	El orden y contenido de la guía educativa es adecuado.				X
Claridad	El vocabulario empleado en la guía es adecuado para la población diana a aplicar.				X
Consistencia	La guía educativa tiene base teórica y científica que la respaldan.				X
Coherencia	Existe coherencia entre la guía educativa y el problema de investigación.				X

| Importancia | La guía educativa contribuye información adecuada a los pacientes con enfermedades respiratorias. | X |
| Aplicabilidad | Considera que la guía educativa es aplicable para los pacientes y el personal de enfermería. | X |

CRITERIOS DE EVALUACIÓN DE LA GUÍA EDUCATIVA

De acuerdo con los siguientes indicadores evalúe cada uno de los ítems propuestos según corresponda.

Evaluación general de la guía educativa

Validez de contenido de la guía	Excelente	Buena	Regular	Deficiente
	X			

OBSERVACIONES:

Ninguna

Revisado y validado

Fecha: 27 de junio del 2023

Firma del experto

Lcda. Angélica Alcázar Mg.

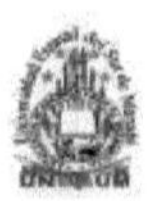
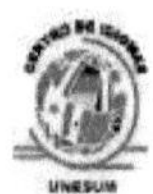

UNIVERSIDAD ESTATAL DEL SUR DE MANABI
Creada el 7 de febrero del 2001, según Registro Oficial # 261
CENTRO DE IDIOMAS

CERTIFICADO No. 591.

Lic.
Mercedes Lucas Chóez
**COORDINADORA DE LA MAESTRIA EN GESTION DEL CUIDADO–
POSTGRADO - UNESUM**
En su despacho.-

De mi consideración:

Por medio de la presente me permito CERTIFICAR que fue corregido el Summary, correspondiente a la Tesis de Grado **"INTERVENCIONES DE ENFERMERÍA EN PACIENTES CON ENFERMEDADES RESPIRATORIAS ASOCIADAS AL HUMO DE BIOMASA,"** Previo a la obtención del título de Magister en Gestión del Cuidado al maestrante, **Lorena María Loor Alvarado,** mismo que fue corregido por la Lic. Gloria Pincay Rodríguez, Mg. Eii.

Particular que hago extensivo para los fines consiguientes.

Jipijapa, 27 de Junio del 2023.

Atentamente,

Lic. Paola Yadira Moreira Aguayo, Mg. Eii.
COORDINADORA DEL CENTRO DE IDIOMAS

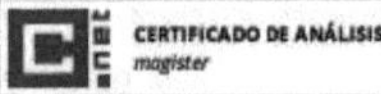

Proyecto de titulacion - Autora Lcda Lorena Maria Loor Alvarado - Tutora Mg Virginia Pincay Pin (1)

3% Similitudes

< 1% Texto entre comillas
< 1% similitudes entre comillas

2% Idioma no reconocido

Nombre del documento: Proyecto de titulacion - Autora Lcda Lorena Maria Loor Alvarado - Tutora Mg Virginia Pincay Pin (1).pdf
ID del documento: 4530f64c3e0c41b8fb2453aa7b06057c16378f7c
Tamaño del documento original: 2,31 MB

Depositante: Pincay Virginia
Fecha de depósito: 4/7/2023
Tipo de carga: interface
fecha de fin de análisis: 4/7/2023

Número de palabras: 17.790
Número de caracteres: 125.503

Ubicación de las similitudes en el documento:

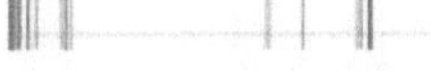

Fuentes principales detectadas

N°		Descripciones	Similitudes	Ubicaciones	Datos adicionales
1		repositorio.unesum.edu.ec http://repositorio.unesum.edu.ec/bitstream/53000/4206/1/Tesis Katty Tumbaco.pdf 2 fuentes similares	1%		Palabras idénticas : 1% (218 palabras)
2		dspace.utb.edu.ec | Inhalación del humo de biomasa y su incidencia en las enferme... http://dspace.utb.edu.ec:8080/jspui/bitstream/49000/2381/6/P-UTB-FCS-TERR-000007.pdf.txt 1 fuente similar	< 1%		Palabras idénticas : < 1% (157 palabras)
3		dspace.utb.edu.ec http://dspace.utb.edu.ec/bitstream/handle/49000/2381/P-UTB-FCS-TERR-000007.pdf	< 1%		Palabras idénticas : < 1% (113 palabras)
4		www.ncbi.nlm.nih.gov | Household air pollution and COPD: cause and effect or conf... https://www.ncbi.nlm.nih.gov/pmc/articles/PMC8886958/ 8 fuentes similares	< 1%		Palabras idénticas : < 1% (72 palabras)
5		dspace.ucacue.edu.ec | Prevención y factores asociado en el percentil de 20 a ... https://dspace.ucacue.edu.ec/bitstream/ucacue/8596/3/9BT2019-MTI174.pdf.txt 5 fuentes similares	< 1%		Palabras idénticas : < 1% (69 palabras)

Fuentes con similitudes fortuitas

N°		Descripciones	Similitudes	Ubicaciones	Datos adicionales
1		**pubmed.ncbi.nlm.nih.gov** | Peripheral airway dysfunction and relationship with sym... https://pubmed.ncbi.nlm.nih.gov/29141272/	< 1%		Palabras idénticas : < 1% (10 palabras)
2		**www.ncbi.nlm.nih.gov** | Illness representations of chronic obstructive pulmonary di... https://www.ncbi.nlm.nih.gov/pmc/articles/PMC7787214	< 1%		Palabras idénticas : < 1% (10 palabras)

Fuentes ignoradas   Estas fuentes han sido retiradas del cálculo del porcentaje de similitud por el propietario del documento.

N°		Descripciones	Similitudes	Ubicaciones	Datos adicionales
1		**Proyecto de titulacion - Autora Lcda Lorena Maria Loor Alvarado - Tutora ...** #b27b6d ⚑ El documento proviene de mi biblioteca de referencias	84%		Palabras idénticas : 84% (15.786 palabras)
2		Tesis de fabricio rivera - corr.docx | Tesis de fabricio rivera - corr #48845 ⚑ El documento proviene de mi grupo	< 1%		Palabras idénticas : < 1% (152 palabras)
3		Tesis de fabricio rivera - corr.docx | Tesis de fabricio rivera - corr 46bcbc7 ⚑ El documento proviene de mi grupo	< 1%		Palabras idénticas : < 1% (152 palabras)
4		**www.mdpi.com** | IJERPH | Free Full-Text | Nurses' Adherence to Patient Safety Princi... https://www.mdpi.com/1660-4601/17/6/2028/htm	< 1%		Palabras idénticas : < 1% (30 palabras)

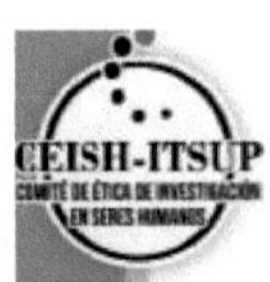

Para:
Lorena María Loor Alvarado-Investigador Principal
CC:
Virginia Esmeralda Pincay Pin

Título del Protocolo: Intervenciones de enfermería en pacientes con enfermedades respiratorias asociadas al humo de biomasa en la Parroquia Noboa Abril - Junio 2023.
Protocolo #: 1675717227
Versión: 1
Fecha de recepción: 06/02/2023
Código CEISH ITSUP: CEISH-ITSUP.010 – 2023

Por medio de la presente se certifica que el estudio de investigación "**Intervenciones de enfermería en pacientes con enfermedades respiratorias asociadas al humo de biomasa en la Parroquia Noboa Abril - Junio 2023.**" fue avalado por el Comité de Ética de Investigación en Seres Humanos (CEISH) del ITSUP, el mismo que una vez cumplido satisfactoriamente la fase investigativa se da por finalizada la investigación.

Certifico que la información contenida en este documento es veraz y que esta investigación se ejecutó de conformidad con el proyecto de investigación aprobado por el CEISH ITSUP.

Cualquier pregunta, correspondencia y formas, envíelas al correo electrónico del CEISH ITSUP: comité.etica@itsup.edu.ec

Cordialmente,

Dra. Mabel Sánchez Rodríguez
Presidente del Comité de Ética de Investigación en Seres Humanos (CEISH)

(03/07/2023)
Fecha de Correspondencia

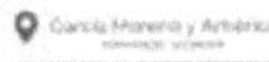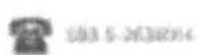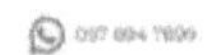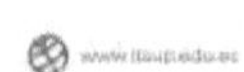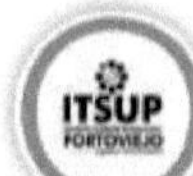

UNIVERSIDAD ESTATAL DEL SUR DE MANABÍ

Creada el 7 de Febrero del año 2001, según Registro Oficial No. 261
ÓRGANO COLEGIADO ACADÉMICO SUPERIOR

FORMULARIO DE:

AUTORIZACIÓN DE DERECHO DE PUBLICACIÓN EN EL REPOSITORIO DIGITAL INSTITUCIONAL UNESUM

El/La que suscribe, Lorena Maria Loor Alvarado en calidad de autor/a del siguiente trabajo escrito titulado **"Intervenciones de enfermería en pacientes con enfermedades respiratorias asociadas al humo de biomasa"**, otorga a la Universidad Estatal del Sur de Manabí, de forma gratuita y no exclusiva, los derechos de reproducción y distribución pública de la obra, que constituye un trabajo de autoría propia.

El autor declara que el contenido que se publicará es de carácter académico y se enmarca en las disposiciones definidas por la Universidad Estatal de Sur de Manabí
Se autoriza a realizar las adaptaciones p e r t i n e n t e s p a r a permitir su preservación, d i s t r i b u c i ó n y publicación en el Repositorio Digital Institucional de la Universidad E s t a t a l del Sur de Manabí.

El autor como titular de la autoría de la obra y en relación a la misma, declara que la universidad s e encuentra libre de todo tipo de responsabilidad sobre el contenido de la obra y que él asume la responsabilidad frente a cualquier reclamo o demanda por parte de terceros de manera exclusiva.
Aceptando esta autorización, se cede a la Universidad Estatal del Sur de Manabí el derecho exclusivo de archivar y publicar para ser consultado y citado por terceros, la obra mundialmente en formato electrónico y digital a través de su Repositorio Digital Institucional, siempre y cuando no se le haga para obtener beneficio económico.

Jipijapa, 4 de *agosto* **de 2023**

Lorena María Loor Alvarado
1316411899

Enfermedades respiratorias asociadas al humo de biomasa.

Guía educativa

2023

Contenido

1. Descripción general de la guía

Título de la Guía	Enfermedades respiratorias asociadas al humo de biomasa.
Profesional desarrollador	**Lcda.** Lorena María Loor Alvarado
Clasificación Internacional de la Enfermedad (J00–J99)	**Enfermedad Pulmonar Obstructiva Crónica (EPOC)** (J44.1) **Bronquitis crónica** (J41.0) **Neumonía** (J67–J70)
Población blanco	Personas mayores de 18 años residentes de la parroquia Noboa, diagnosticadas con enfermedades respiratorias ocasionadas por el humo de biomasa.
Intervenciones y acciones consideradas	Prevención, diagnóstico, tratamiento, seguimiento y pronóstico.
Fuente de financiamiento	Propio
Conflictos de interés	La profesional involucrada en el desarrollo de esta guía, haa declarado ausencia de conflicto de interés con relación a todo el contenido de la misma

2. Introducción

La atención de alta calidad es una prioridad en los sistemas de atención médica y se describe como la provisión de servicios apropiados, eficientes y efectivos que generan resultados óptimos para los pacientes, la enfermería está bien posicionada en el sistema de atención de la salud para contribuir a obtener resultados óptimos para los pacientes y sus familias (1). Partiendo de esto el rol asistencial de enfermería desempeña un papel fundamental en la atención de pacientes que sufren de enfermedades respiratorias asociadas al humo de biomasa, estas enfermedades, causadas principalmente por la exposición prolongada a la combustión de materiales orgánicos en ambientes cerrados, representan un importante problema de salud a nivel mundial, especialmente en comunidades rurales y de bajos recursos.

El proceso de enfermería fue inicialmente una forma adaptada de técnica de resolución de problemas basada en la teoría utilizada por las enfermeras todos los días para ayudar a los pacientes a mejorar su salud y ayudar a los médicos a tratar a los pacientes, su principal objetivo es conocer el estado de salud y los problemas de los clientes que pueden ser actuales o potenciales. Se compone de una serie de etapas que se utilizan para lograr el objetivo, la mejora de la salud del paciente; Valoración, Diagnóstico, planificación, ejecución y evaluación (2).

Alrededor de 3 mil millones de individuos en diversas partes del globo confían en el uso de carbón y combustibles de biomasa para sus necesidades de calefacción y cocina. La exposición al humo derivado de la quema de biomasa se vincula con múltiples enfermedades pulmonares crónicas, como la enfermedad pulmonar obstructiva crónica (EPOC), el síndrome de superposición asma-EPOC, la neumonitis intersticial habitual, el pulmón de choza y la antracofibrosis bronquial (3).

Hasta ahora, se ha establecido una clara asociación causal entre la exposición crónica al humo de combustibles de biomasa en interiores y la enfermedad pulmonar obstructiva crónica (EPOC). Sin embargo, aún no se ha investigado en profundidad el impacto de exposiciones agudas. En el caso de que ocurran efectos agudos, existe la posibilidad de que aumente el riesgo de exacerbación de una enfermedad pulmonar preexistente(4).

Aunque el humo del tabaco (TS) es el factor de riesgo ambiental más común y está claramente asociado con la EPOC, la exposición al humo de biomasa (BS) también se ha señalado como uno de los principales factores de riesgo para desarrollar la enfermedad, especialmente en aquellos que no fuman (5).

En la mayoría de los países de ingresos bajos y medianos, la cocina y la calefacción a base de combustible de biomasa se consideran una fuente importante de contaminación del aire doméstico y ambiental, las emisiones de biomasa residencial representan más del 40% y el 50% de la contribución a emisiones de carbono negro (BC)/materia orgánica particulada (POM) respectivamente en el sur de Asia, Asia oriental, Latinoamérica, Europa y África orientales (6).

Abordar las enfermedades respiratorias causadas por el humo de la biomasa en las zonas rurales es crucial para mejorar los resultados de salud, proteger a las poblaciones vulnerables, promover el desarrollo sostenible, empoderar a las comunidades, garantizar la equidad y abogar por políticas de apoyo, es un enfoque multifacético que abarca la salud pública, la conservación del medio ambiente y la justicia social.

Las enfermedades respiratorias representan un gran desafío para los pacientes que viven en áreas rurales, donde la exposición al humo de biomasa es una realidad diaria, en estas regiones, muchas familias todavía utilizan combustibles como la madera, el carbón o la biomasa para cocinar y calentarse, lo que provoca la inhalación regular de partículas nocivas, las enfermeras desempeñan un papel fundamental en el cuidado de estos pacientes, brindando intervenciones personalizadas para minimizar los efectos adversos del humo de biomasa en su salud respiratoria, esta guía explorará conceptos básicos y las intervenciones de enfermería clave para pacientes con enfermedades respiratorias en áreas rurales debido a la exposición al humo de biomasa.

3. FODA

La guía servirá como referencia práctica para la toma de decisiones clínicas y contribuirá a una atención de enfermería de calidad y centrada en el paciente y tiene como objetivo proporcionar una orientación integral y basada en evidencia para el manejo de pacientes con enfermedades respiratorias causadas por el humo de biomasa. Al seguir estas pautas, los profesionales de enfermería podrán brindar una atención de calidad, promover la salud respiratoria y mejorar el bienestar de los pacientes afectados.

A continuación se presenta la matriz FODA, la cual tiene como objetivo proporcionar una visión generalizada y equilibrada de la situación, permitiendo visualizar las acciones a implementar referente a las intervenciones de enfermería en pacientes con enfermedades respiratorias derivadas del humo de biomasa.

Fortalezas

- Interaccion directa con los pacientes.
- Asesoramiento, apoyo y orientación a personas en riesgo o ya afectadas.
- Enfoque colaborativo que permite una atención integral y coordinada para las personas afectadas.

Oportunidades

- Mayor consciencia.
- Colaboración con organizaciones comunitarias.
- Reconocimiento creciente de los riesgos para la salud asociados.

Debilidades

- Recursos limitados .
- Carga de trabajo y limitaciones de tiempo
- Carecer de formación especializada en estrategias de prevención y promoción de la salud respiratoria.

Amenazas

- Disparidades socioeconómicas, incluida la pobreza y la falta de acceso.
- Creencias y prácticas culturales pueden influir en las actitudes y comportamientos de las personas.
- Cambio climático y políticas ambientales.

4. Beneficios

La aplicación de la guía educativa ofrece una seria de beneficios significativos, tanto a los pacientes como a los profesionales de enfermería, como el establecimiento de estándares y protocolos claros para el cuidado de estos pacientes, lo que garantiza una atención consistente y de calidad.

Además, proporciona orientación sobre el manejo de los síntomas respiratorios comunes, como tos, dificultad para respirar y producción de esputo, estrategias para prevenir complicaciones relacionadas con las enfermedades respiratorias causadas por humo de biomasa, información sobre la enfermedad, su manejo, medicación, cambios en el estilo de vida y signos de advertencia de complicaciones y mejora en los resultados de salud de los pacientes.

Estos beneficios incluyen una atención consistente y basada en la evidencia, un mejor manejo de los síntomas respiratorios, la prevención de complicaciones, la educación del paciente y la familia, la coordinación de la atención y una mejora en los resultados de salud, lo que es clínicamente útil para los pacientes como para los profesionales de enfermería.

5. Metas

Las metas de una guía de cuidados de enfermería en pacientes con enfermedades respiratorias causadas por humo de biomasa pueden variar según las necesidades y características específicas de los pacientes y la comunidad en la que se brinda la atención, es fundamental adaptar las metas a las necesidades individuales de cada paciente y garantizar una atención personalizada y centrada en ellos, además, es importante establecer metas alcanzables y medibles para evaluar el progreso y realizar ajustes en el plan de cuidado según sea necesario, como:

- Fomentar a los pacientes la idea de que sean activos en el manejo de su condición y promover la autonomía en el autocuidado.

- Promoción de cambios en el estilo de vida que reduzcan la exposición al humo de biomasa y favorezcan una mejor salud respiratoria.

- Proporcionar educación comprensiva sobre la enfermedad, los factores desencadenantes, los signos de alarma, el manejo adecuado de los síntomas y la importancia del autocuidado.

- Identificar y abordar los factores desencadenantes, como la exposición continua al humo, y brindar estrategias de prevención y manejo de las exacerbaciones.

6. Enfermedades respiratorias asociadas al humo de biomasa.

La contaminación del aire en espacios interiores sigue siendo una causa significativa de impactos perjudiciales para la salud y de mortalidad, especialmente en países en desarrollo. En estos países, alrededor del 50 % de los hogares y el 90 % de las viviendas rurales utilizan biocombustibles para cocinar, lo cual es la principal fuente de contaminación del aire en interiores. Recientes estimaciones indican que entre 1,5 y 2 millones de personas mueren anualmente debido a la contaminación del aire en interiores, y de estas, aproximadamente un millón son niños menores de 5 años que sufren infecciones respiratorias agudas (7).

Las enfermedades respiratorias más comunes causadas por el humo de biomasa incluyen:

6.1. Enfermedad Pulmonar Obstructiva Crónica (EPOC)

La enfermedad pulmonar obstructiva crónica (EPOC) es una condición respiratoria común y potencialmente mortal que afecta a millones de personas en todo el mundo. Se caracteriza por una respuesta inflamatoria crónica en las vías respiratorias, a menudo desencadenada por la exposición al humo del tabaco(8).

La Sociedad Española de Neumología y cirugía torácica (SEPAR) indica que la enfermedad pulmonar obstructiva crónica (EPOC) es una enfermedad respiratoria crónica producida por la inhalación de una sustancia tóxica, generalmente el tabaco. En ella se produce una obstrucción al flujo aéreo y una dificultad para vaciar el aire de los pulmones. Este daño hace que las paredes de los alveolos se destruyan, los bronquios se engrosen y los pulmones fabriquen más moco de lo normal, lo que hace que se obstruyan las vías respiratorias. La espirometría es una prueba sencilla e indolora, que dura 10 minutos. Ayuda al diagnóstico, tratamiento y seguimiento de la EPOC(9).

En relación con las personas no expuestas, las expuestas al humo de biomasa tienen una razón de probabilidad de 2,44 (IC del 95 %, 1,9–3,33) para desarrollar EPOC, mientras que entre las mujeres mayores de 30 años que realizaban tareas domésticas predominantemente en áreas rurales, el riesgo relativo de EPOC se estimó en 3,2 (IC del 95 %: 2,3 a 4,8) [41] o 2,14 (IC del 95 %: 1,78 a 2,58) (10).

6.1.1. Prevención

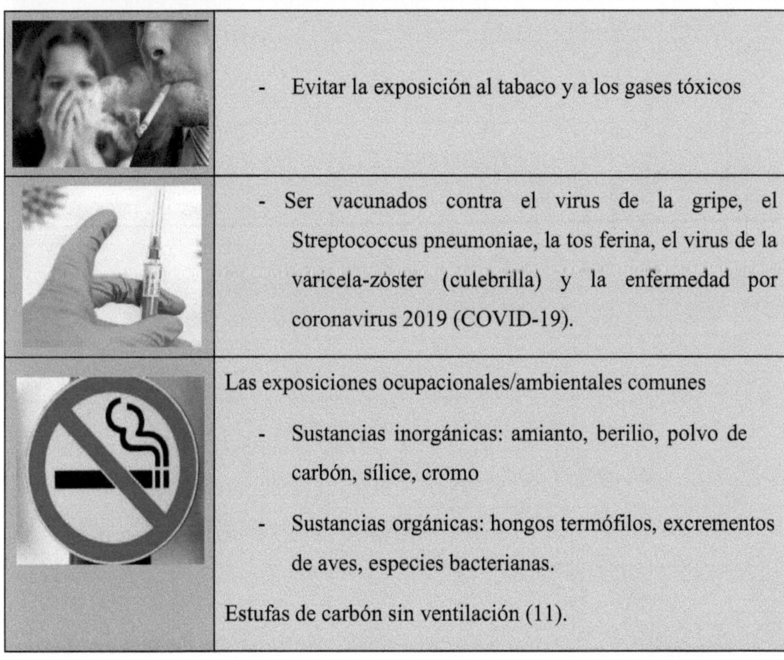

	- Evitar la exposición al tabaco y a los gases tóxicos
	- Ser vacunados contra el virus de la gripe, el Streptococcus pneumoniae, la tos ferina, el virus de la varicela-zóster (culebrilla) y la enfermedad por coronavirus 2019 (COVID-19).
	Las exposiciones ocupacionales/ambientales comunes - Sustancias inorgánicas: amianto, berilio, polvo de carbón, sílice, cromo - Sustancias orgánicas: hongos termófilos, excrementos de aves, especies bacterianas. Estufas de carbón sin ventilación (11).

6.1.2. Diagnostico

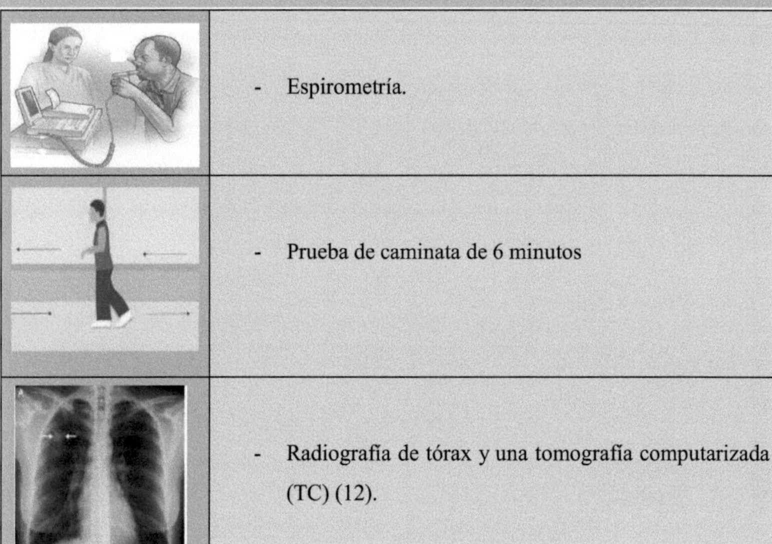

	- Espirometría.
	- Prueba de caminata de 6 minutos
	- Radiografía de tórax y una tomografía computarizada (TC) (12).

6.1.3. Tratamiento

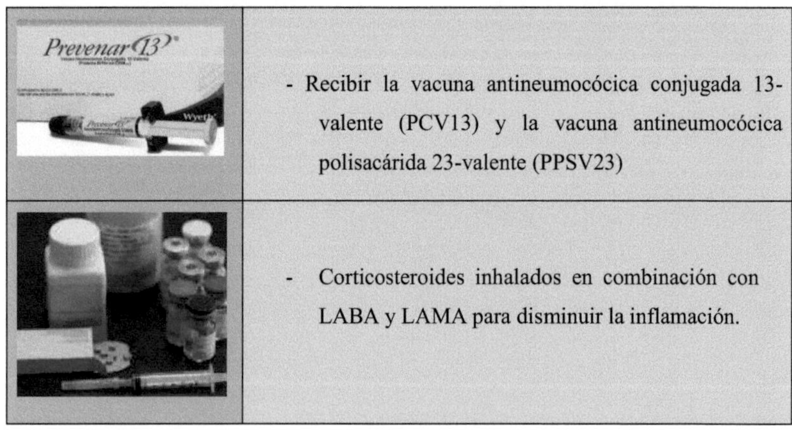

	- Recibir la vacuna antineumocócica conjugada 13-valente (PCV13) y la vacuna antineumocócica polisacárida 23-valente (PPSV23)
	- Corticosteroides inhalados en combinación con LABA y LAMA para disminuir la inflamación.

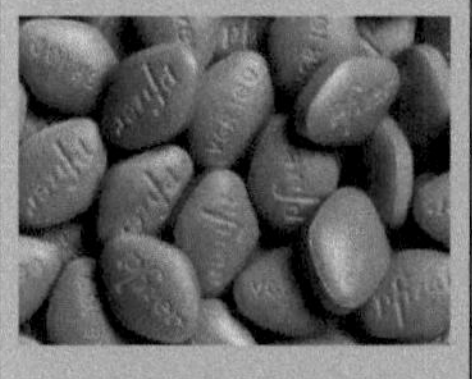

| | - Inhibidores de la fosfodiesterasa-4 funcionan al inhibir la descomposición del AMP cíclico intracelular (12). |

6.1.4. Seguimiento

| - Realizar evaluaciones regulares de los síntomas respiratorios, como la tos, la disnea y la producción de esputo, utilizando escalas de evaluación estandarizadas. |
| - Educación del paciente sobre la EPOC y su manejo. |
| - Brindar apoyo al paciente en el cumplimiento del tratamiento prescrito. |
| - Pruebas de función pulmonar, como la espirometría, para evaluar la capacidad respiratoria del paciente (12). |

6.1.5. Convivir con la enfermedad

| *Mantener una vida activa*
Nutrición y dieta | La desnutrición es frecuente, sobre todo en pacientes graves, y puede afectar hasta el 50% de los casos. La desnutrición empeora la función pulmonar, la calidad de vida de la persona y su fuerza muscular, y a su vez aumenta las probabilidades de padecer una agudización de la enfermedad por alteración de la respuesta inmunológica (defensas) (13). |
| *Ejercicio y actividad física* | Muchos pacientes reducen su nivel habitual de actividad física para evitar la disnea y,por ejemplo, dejan de salir a caminar y pasan más tiempo sentados o echados:
• Mejora el uso del oxígeno que necesita y utiliza su cuerpo.
• Mejora su musculatura y sus articulaciones. |

	• Mejora su corazón, su sistema cardiovascular y su presión arterial. • Mejora los síntomas de la epoc, especialmente la disnea (13).
Dormir bien	La EPOC unida a otros factores como la obesidad, el hábito tabáquico o el consumo de alcohol, puede contribuir a que algunas personas tengan un trastorno llamado Síndrome de Apnea-Hipoapnea del Sueño, que debe ser valorado y tratado adecuadamente (13).
Superar la ansiedad/depresión	Cuando se siente estresado y ansioso, respira más rápido, lo que le hace sentir falta de aire. Cuanto mayor es la dificultad para respirar, mayor es la ansiedad. Las personas con EPOC que están deprimidas tienen mayor riesgo de reagudizacio-nes y aumentan las probabilidades de ir al hospital. La depresión agota su energía y motivación (13).
Viajes y tiempo libre	• Piense en el clima del lugar que quiere visitar (evite temperaturas extremas: ni demasiado frío ni demasiado calor), en los terrenos por los que tendrá que moverse (los lugares planos y a la altura del mar son más asequibles), en los medios de transporte hasta el destino. • Comente el viaje con su médico, quien le dirá si está en condiciones de realizarlo (13).

6.2. Bronquitis crónica

la tos persistente y producción de esputo, es comúnmente denominada como una de las afecciones más frecuentes a nivel mundial, además de ser las más informadas, donde la bronquitis crónica caracterizada por un aumento crónico de secreciones bronquiales mucoides (10).

La bronquitis crónica se asocia con inflamación dentro de las vías respiratorias centrales (definida como más de 4 mm de diámetro interno), transformación en glándulas productoras de moco y engrosamiento de la pared bronquial asociado con el depósito de matriz extracelular. Si bien la mayoría de los fumadores desarrollarán bronquitis crónica durante su vida, la presencia de bronquitis crónica por sí sola no predice el desarrollo o la progresión de la limitación del flujo de aire (14).

Se cree que la bronquitis crónica es causada por la sobreproducción y la hipersecreción de moco por las células caliciformes, las células epiteliales que recubren las vías respiratorias responden a estímulos tóxicos e infecciosos mediante la liberación de mediadores inflamatorios como la interleucina 8, el factor estimulante de colonias y otras citocinas proinflamatorias, también hay una disminución asociada en la liberación de sustancias reguladoras como la enzima convertidora de angiotensina y la endopeptidasa neutra (15).

6.2.1. Prevención

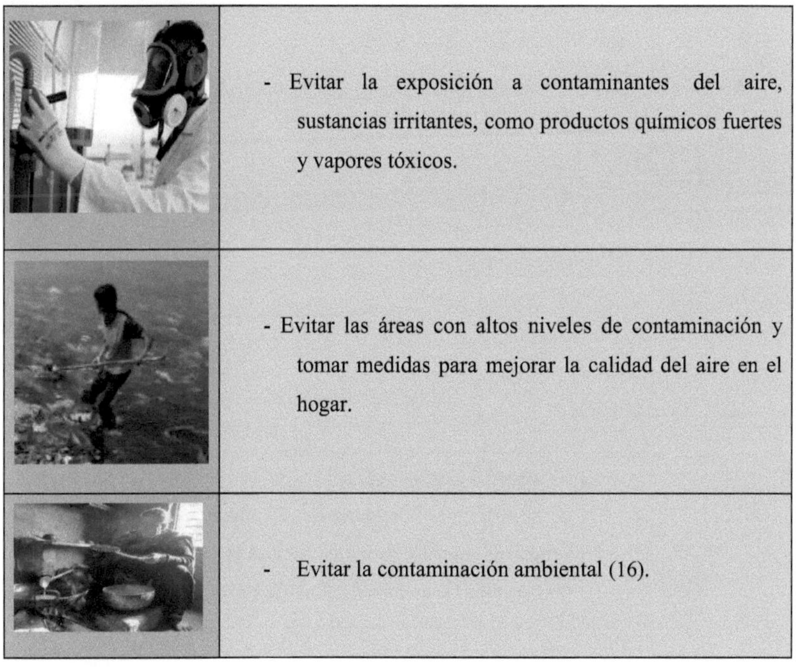

	- Evitar la exposición a contaminantes del aire, sustancias irritantes, como productos químicos fuertes y vapores tóxicos.
	- Evitar las áreas con altos niveles de contaminación y tomar medidas para mejorar la calidad del aire en el hogar.
	- Evitar la contaminación ambiental (16).

6.2.2. Diagnostico

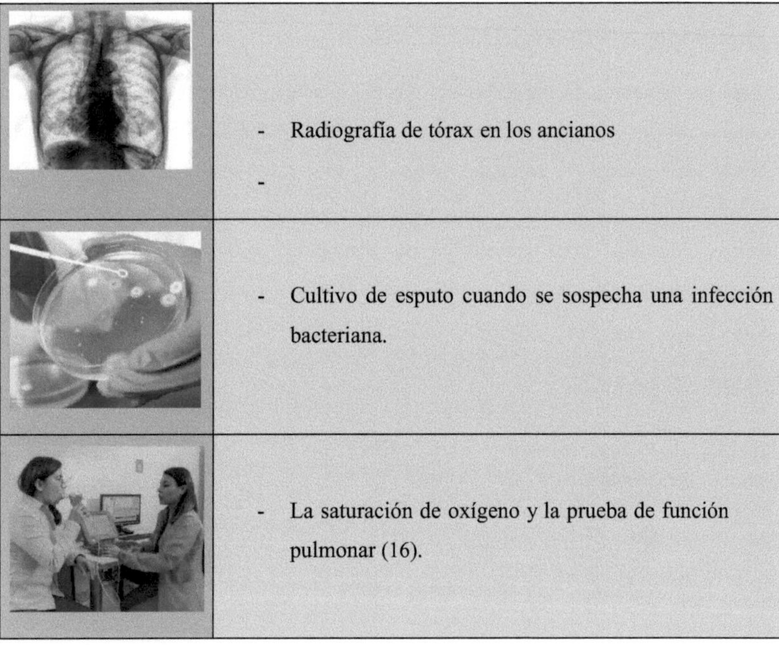

	- Radiografía de tórax en los ancianos -
	- Cultivo de esputo cuando se sospecha una infección bacteriana.
	- La saturación de oxígeno y la prueba de función pulmonar (16).

6.2.3. Tratamiento

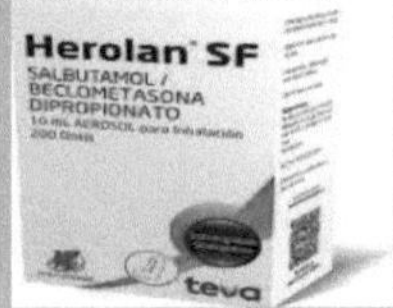

Broncodilatadores: los agonistas de los receptores adrenérgicos β de acción corta y prolongada, así como los anticolinérgicos, ayudan al aumentar la luz de las vías respiratorias, aumentan la función ciliar y aumentan la hidratación de la mucosa.

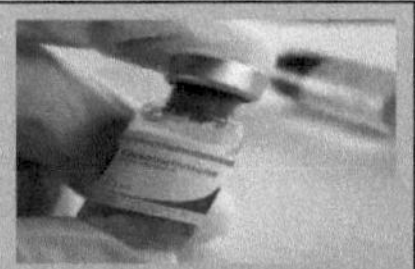 Glucocorticoides: Reducen la inflamación y la producción de mucosidad. Los corticosteroides inhalados reducen la exacerbación y mejoran la calidad de vida.

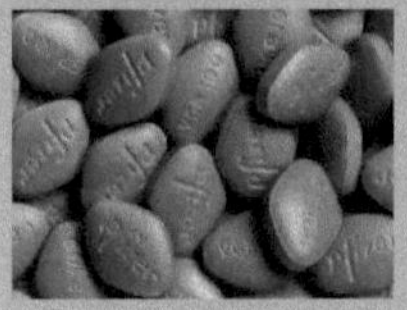 Inhibidores de la fosfodiesterasa-4: disminuyen la inflamación y promueven la relajación del músculo liso de las vías respiratorias al prevenir la hidrólisis del monofosfato de adenosina cíclico (16).

6.2.4. Seguimiento

- Brindar apoyo al paciente en el cumplimiento del tratamiento prescrito, asegurándose de que comprendan cómo y cuándo tomar los medicamentos, cómo usar los dispositivos de inhalación correctamente y qué hacer en caso de olvidar una dosis.

- Adoptar un estilo de vida saludable que reduzca los factores de riesgo y mejore la salud respiratoria.

- El seguimiento de enfermería en pacientes con bronquitis crónica es esencial para proporcionar una atención integral y mejorar la calidad de vida del paciente.

6.3. Neumonía

La neumonía es una enfermedad que afecta los tejidos del pulmón. Cuando una persona contrae neumonía, los pequeños sacos de aire en los pulmones, llamados alvéolos, se llenan de microorganismos, líquido y células inflamatorias, lo cual impide que los pulmones funcionen correctamente, el diagnóstico de neumonía se basa en los síntomas y signos de una infección aguda en las vías respiratorias inferiores, y se puede confirmar mediante una radiografía de tórax que muestra una nueva sombra que no se debe a ninguna otra causa, como edema pulmonar o infarto (17).

La neumonía puede provocar inflamación del revestimiento que cubre los pulmones (pleura pulmonar), eso causa un dolor severo cuando tose o respira. También se puede acumular líquido entre los pulmones y la pared torácica, lo que dificulta aún más la respiración, otra posible complicación es un absceso pulmonar, la formación de un espacio lleno de pus en el pulmón, distintos estudios epidemiológicos llevados a cabo en Asia, Europa, América del Sur y África han presentado de manera constante conexiones entre la exposición al humo de biomasa y enfermedades pulmonares, incluso después de tener en cuenta el factor de riesgo más importante, el tabaquismo (18)

6.3.1. Prevención

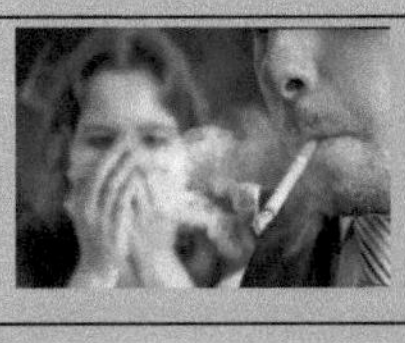	- Limitar el contacto con el humo del cigarrillo o dejar de fumar
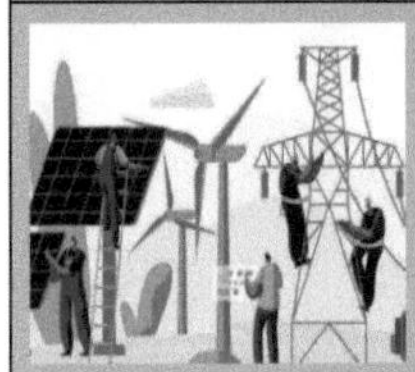	- Implementar intervenciones a nivel comunitario, como programas de energía limpia y políticas ambientales que promuevan el uso de combustibles más limpios

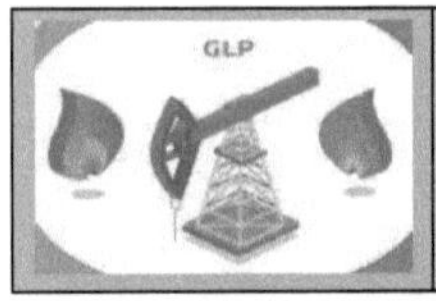

- Fomentar el uso de combustibles más limpios, como el gas licuado de petróleo (GLP), la electricidad o estufas de combustión limpia (19).

6.3.2. Diagnostico

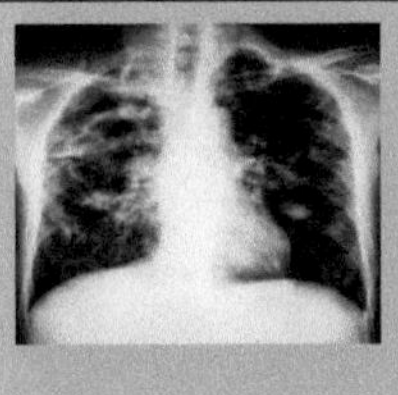

Evaluación radiológica

- Se necesita un infiltrado demostrable mediante radiografía de tórax y se considera el mejor método (con hallazgos clínicos de apoyo) para el diagnóstico de neumonía.

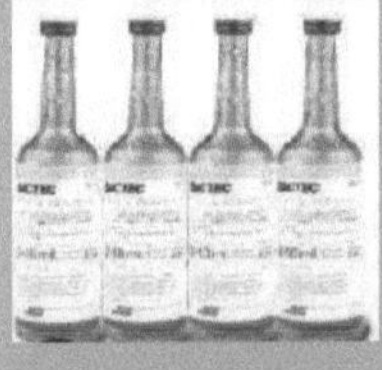

Evaluación de laboratorio

- Hemocultivo, cultivo de esputo y microscopía, hemogramas de rutina y recuento de linfocitos. Para ciertos patógenos, se pueden usar pruebas especiales, como la prueba de antígeno urinario, el aspirado bronquial o el esputo inducido.

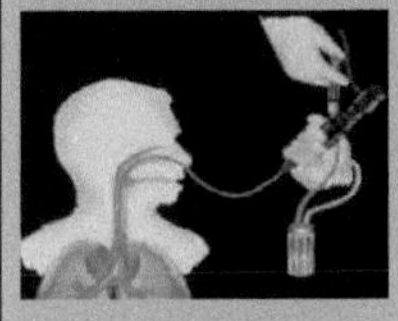

- Técnicas de muestreo invasivas como mini lavado broncoalveolar (BAL) o BAL broncoscópico o incluso cepillo de muestra protegido (PSB) para identificar los organismos causales (19).

6.3.3. Tratamiento

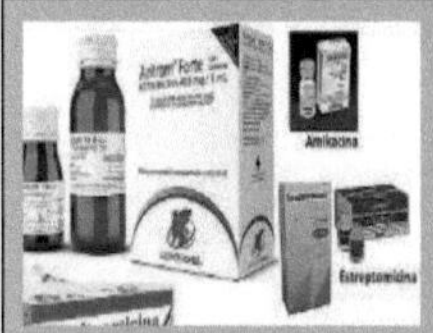	Una puntuación de 0 a 1: Manejo ambulatorio. Estos pacientes son tratados empíricamente con Fluoroquinolonas o Beta-lactámicos + Macrólidos si presentan comorbilidades adversas y con Macrólidos o Doxiciclina si no presentan comorbilidades.
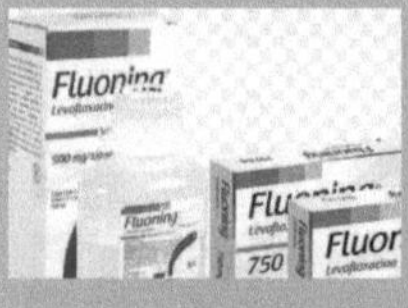	Una puntuación de 2 a 3 indica ingreso y manejo en una sala de medicina general. La primera línea de tratamiento es la elección entre fluoroquinolonas o macrólidos más betalactámicos.
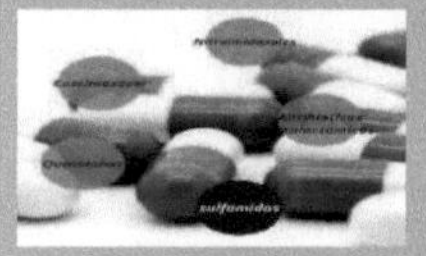	Una puntuación de 4 o más amerita manejo en una UCI. El régimen empírico, en este caso, es una elección entre una combinación de un betalactámico más fluoroquinolonas o betalactámicos más macrólidos (19).

6.3.4. Seguimiento

- Monitorear la saturación de oxígeno del paciente utilizando un oxímetro de pulso y ajustar la administración de oxígeno según sea necesario.
- Alentar a los pacientes a movilizarse y realizar ejercicios de respiración profunda y tos asistida para ayudar a eliminar las secreciones de los pulmones.
- Atentos a cualquier signo de complicaciones, como insuficiencia respiratoria, derrame pleural o sepsis (19)

6.4. Tipos de biomasa utilizados en zonas rurales.

Los tipos de biomasa más utilizados en las zonas rurales son la leña, los residuos agrícolas y forestales, el estiércol y los biocombustibles líquidos como el biodiésel.

Leña: La madera y el carbón vegetal son los tipos de combustibles más populares y ampliamente empleados debido a su facilidad y bajo costo de producción, sobre todo en países en vías de desarrollo, en contraste, en la mayoría de los países en desarrollo donde se ha concentrado el estudio del "problema de los combustibles de madera", la biomasa leñosa se usa tanto en áreas rurales como urbanas en estufas de cocina de baja eficiencia (20).

Según la Organización Mundial de la Salud (OMS), las enfermedades inducidas por el humo son responsables de la muerte de 4,3 millones de personas cada año (más muertes que las provocadas por la malaria o la tuberculosis), lo que las convierte en uno de los riesgos ambientales para la salud más letales en todo el mundo(21).

Los niños pequeños son particularmente vulnerables por dos razones: primero, generalmente están con sus madres durante el proceso de cocción y, por lo tanto, inhalan grandes cantidades de partículas emitidas (21).

En segundo lugar, en comparación con los adultos, los cuerpos aún en crecimiento de los niños pequeños son más susceptibles a las IRA, lo que lleva a una alta tasa de mortalidad en este grupo de edad (22).

Humo de residuos agrícolas y forestales: Al igual que el humo de los incendios forestales, el humo producido por la quema agrícola puede tener efectos nocivos para la salud pública, para proteger la salud pública, las agencias de control de humo del Noroeste regulan la quema agrícola decidiendo cuánta quema de campo, si es que hay alguna, puede ocurrir en un día determinado (23).

La quema de residuos de cultivos contribuye a la mala calidad del aire e impone una carga para la salud en la India. A pesar de las prohibiciones gubernamentales y otras intervenciones, esta práctica sigue estando muy extendida (24).

Estiércol: La quema de este material en fogatas y estufas abiertas da como resultado altas concentraciones de material particulado (PM), monóxido de carbono, dióxido de nitrógeno, así como especies orgánicas volátiles y semivolátiles en el ambiente interior, el estiércol a menudo se quema muchas veces al día para calentar y cocinar, los humanos en al menos cinco continentes recolectan estiércol de una variedad de diferentes animales de manada (25).

Biodiesel: La alternativa más extendida al gasóleo mineral es el biodiésel, el biodiesel es un término genérico que se utiliza para describir el combustible que puede fabricarse a partir de una amplia variedad de aceites vegetales o animales mediante un proceso conocido como transesterificación, a nivel global, el empleo de combustibles sólidos en hogares es la principal causa de contaminación del aire en espacios interiores, la exposición a los subproductos resultantes de la combustión de combustibles de origen biológico, especialmente el humo de leña, ha sido asociada con diversos trastornos respiratorios, así como un incremento en la mortalidad y la carga de enfermedades (26).

6.5. Atención extramural o comunitaria proporcionados principalmente por los establecimientos operativas de primer nivel:

El objetivo es el Cuidado de la Salud a través de medidas que se orienten a la identificación y control de riesgos a nivel individual, familiar, comunitario y del entorno, implementación de estrategias y acciones de prevención, promoción de la salud, educación sanitaria, fortalecimiento de la participación ciudadana y de la coordinación intersectorial para actuar sobre los determinantes de la salud y contribuir al desarrollo integral a nivel local.

Lo ejecutan fundamentalmente los Equipos de Atención Integral de primer nivel de atención quienes realizan:

a) Actividades de organización comunitaria involucrando a los actores sociales de la zona de cobertura para trabajar sobre los problemas prioritarios de la población.

b) Identificación oportuna de riesgos y/o daños en individuos, familias y comunidad e implementación de planes de atención.

c) Actividades sistemáticas de promoción de la salud a nivel individual, familiar y comunitario.

d) Atención a población priorizadas y comunidades alejadas.

e) Realizar identificación de eventos centinela para la realización de medidas epidemiológicas oportunas.

6.5.1. Trabajo en domicilio

Atención Domiciliaria. Cuidados médicos y /o de enfermería a personas que por enfermedad, discapacidad, emergencia o estado terminal de alguna enfermedad requieran de atención y no puedan movilizarse a la unidad.

Además el equipo integral de salud estará obligado a realizar seguimiento y evaluación de estas personas.

Identificación oportuna de riesgos y/o daños en individuos, familias, comunidad y el entorno e implementación de planes de atención: Visitas domiciliarias para diagnóstico y seguimiento de familias en riesgo a través de la aplicación de la ficha familiar y elaboración del plan de intervención.

Estas acciones se desarrollarán con visitas domiciliarias programadas, no es necesario que todo el personal de los equipos salga a realizar esta actividad.

- Detección precoz y atención integral de problemas de salud: mental, biológicos, deficiencias y discapacidades como físico motora, intelectual, auditiva, visual; y sociales en los grupos prioritarios,23 elaboración, implementación, registro y evaluación de las intervenciones.
- Identificación, atención y apoyo de cuidados paliativos a personas con enfermedades en fase terminal y a la familia.
- Evaluación dinámica, organizada y continua del estado de salud de las personas en su entorno familiar y/o social, con el propósito de influir en su mejora mediante la planificación y el desarrollo de acciones que contribuyan a ello.
- Identificación de riesgos ambientales y grupos laborales en riesgo, elaboración y ejecución, registro y evaluación de planes de intervención con intervención intersectorial (27).

6.6. Acciones de intervención

1. Evaluación de la función respiratoria, incluyendo auscultación pulmonar y medición de signos vitales.

2. Educación sobre los riesgos asociados con la exposición al humo de biomasa y la importancia de reducir la exposición.

3. Enseñanza de técnicas de respiración y ejercicios de expansión pulmonar para mejorar la función respiratoria.

4. Monitoreo de la saturación de oxígeno y administración de oxígeno suplementario si es necesario.

5. Administración de medicamentos broncodilatadores y antiinflamatorios según las prescripciones médicas.

6. Fomento de la actividad física y el ejercicio regular para fortalecer los músculos respiratorios.

7. Educación sobre la importancia de mantener un ambiente libre de humo y evitar el uso de combustibles de biomasa.

8. Promoción de una adecuada ventilación en las viviendas y enseñanza sobre métodos para mejorarla.

9. Enseñanza de técnicas de tos efectiva para ayudar a eliminar las secreciones pulmonares.

10. Fomento de la adopción de prácticas de cocina más seguras, como el uso de estufas mejoradas o sistemas de ventilación adecuados.

11. Educación sobre la importancia de mantener una buena higiene personal para prevenir infecciones respiratorias.

12. Colaboración con las autoridades locales y organizaciones comunitarias para promover el uso de tecnologías más limpias.

13. Evaluación y seguimiento regular de los síntomas respiratorios para ajustar el plan de cuidados según sea necesario.

14. Apoyo emocional y educación sobre el manejo del estrés, ya que el estrés puede empeorar los síntomas respiratorios.

15. Fomento de la participación en programas de educación comunitaria sobre la salud respiratoria y la prevención de enfermedades.

16. Evaluación y manejo de complicaciones respiratorias, como las exacerbaciones de enfermedades crónicas.

17. Asesoramiento sobre el uso de purificadores de aire o filtros en áreas rurales para reducir la exposición a partículas nocivas.

18. Apoyo nutricional para mantener una alimentación saludable y fortalecer el sistema inmunológico.

19. Derivación y coordinación de servicios de salud especializados cuando sea necesario, teniendo en cuenta las limitaciones de recursos en áreas rurales.

20. Fomento de la adherencia al tratamiento médico y seguimiento a largo plazo para monitorear la progresión de la enfermedad y prevenir complicaciones.

7.   7. Referencias

1.   Smolowitz J, Speakman E, Wojnar D, Whelan EM, Ulrich S, Hayes C, et al. Role of the registered nurse in primary health care: meeting health care needs in the 21st century. Nurs Outlook [Internet]. 2015 Mar 1 [cited 2023 Jun 15];63(2):130–6. Available from: https://pubmed.ncbi.nlm.nih.gov/25261382/

2.   Ebisa Z, Abebe D, Meseret R, Eshetu E C, Guta kune. Implementation of Nursing Process and Its' Associated Factors among Nurses' Working at Public Hospitals of Central Ethiopian, 2020; Institutional Based Cross-sectional Study. Journal of Nursing and Practice. 2022 Jul 23;5(3):473–9.

3.   Assad NA, Kapoor V, Sood A. Biomass smoke exposure and chronic lung disease. Curr Opin Pulm Med [Internet]. 2016 Mar 1 [cited 2023 May 23];22(2):150–7. Available from: https://pubmed.ncbi.nlm.nih.gov/26814722/

4.   Kurmi OP, Gaihre S, Semple S, Ayres JG. Acute exposure to biomass smoke causes oxygen desaturation in adult women. Thorax [Internet]. [cited 2023 May 23];66(8):724–5. Available from: https://thorax.bmj.com/content/66/8/724

5.   Olloquequi J, Rafael Silva O. Biomass smoke as a risk factor for chronic obstructive pulmonary disease: Effects on innate immunity. Innate Immun [Internet]. 2016 Jul 1 [cited 2023 May 23];22(5):373–81. Available from: https://journals.sagepub.com/doi/10.1177/1753425916650272

6.   Adhikari S, Mahapatra PS, Pokheral CP, Puppala SP. Cookstove Smoke Impact on Ambient Air Quality and Probable Consequences for Human Health in Rural Locations of Southern Nepal. International Journal of Environmental Research and Public Health 2020, Vol 17, Page 550 [Internet]. 2020 Jan 15 [cited 2023 May 23];17(2):550. Available from: https://www.mdpi.com/1660-4601/17/2/550/htm

7.   Alvis-Guzman N, De la Hoz-Restrepo F, Montes-Farah J, Paternina-Caicedo A. Effect of biomass smoke on chronic obstructive pulmonary disease in rural localities of Colombia. Revista de Salud Pública [Internet]. [cited 2023 May 23];15(4):638–50. Available from: http://www.scielo.org.co/scielo.php?script=sci_arttext&pid=S0124-00642013000400009&lng=en&nrm=iso&tlng=en

8.   Szalontai K, Gémes N, Furák J, Varga T, Neuperger P, Balog J, et al. Chronic Obstructive Pulmonary Disease: Epidemiology, Biomarkers, and Paving the Way to Lung Cancer. J Clin Med [Internet]. 2021 Jul 1 [cited 2023 May 23];10(13):2889. Available from: /pmc/articles/PMC8268950/

9.   Sociedad Española de Neumología y cirugía torácica. EPOC [Internet]. 2020 [cited 2023 Jul 30]. Available from: https://www.separ.es/node/975

10. Apte K, Salvi S, Hoek G, Sunyer J. Household air pollution and its effects on health. F1000Research 2016 5:2593 [Internet]. 2016 Oct 28 [cited 2023 May 23];5:2593. Available from: https://f1000research.com/articles/5-2593

11. Respiratorio AE. Avances En Respiratorio | Prevención. [cited 2023 Jun 16]; Available from: https://www.avancesenrespiratorio.com/prevencion_epoc

12. Zatloukal J, Brat K, Neumannova K, Volakova E, Hejduk K, Kocova E, et al. Chronic obstructive pulmonary disease – diagnosis and management of stable disease; a personalized approach to care, using the treatable traits concept based on clinical phenotypes. Position paper of the czech pneumological and phthisiological society. Biomedical Papers. 2020 Dec 1;164(4):325–56.

13. SEPAR. "CONVIVIR CON LA EPOC": NUEVA GUÍA PARA PACIENTES Y CUIDADORES DE LA EDITORIAL RESPIRA | separ [Internet]. 2016 [cited 2023 Jul 30]. Available from: https://www.separ.es/node/557

14. Hackett TL, Polverino F, Kheradmand F. Chronic Obstructive Pulmonary Disease and Emphysema. Clinical Immunology: Principles and Practice, Sixth Edition. 2023 Jan 1;936–42.

15. Jetmalani K, Thamrin C, Farah CS, Bertolin A, Chapman DG, Berend N, et al. Peripheral airway dysfunction and relationship with symptoms in smokers with preserved spirometry. Respirology [Internet]. 2018 May 1 [cited 2023 May 26];23(5):512–8. Available from: https://onlinelibrary.wiley.com/doi/full/10.1111/resp.13215

16. Widysanto A, Mathew G. Chronic Bronchitis. Adjuvant Medical Care [Internet]. 2022 Nov 28 [cited 2023 Jun 16];39–41. Available from: https://www.ncbi.nlm.nih.gov/books/NBK482437/

17. (NICE) NI for H and CE. Pneumonia in adults: diagnosis and management. 2022 Jul 7 [cited 2023 May 26]; Available from: https://www.ncbi.nlm.nih.gov/books/NBK552669/

18. KC R, Shukla SD, Gautam SS, Hansbro PM, O'Toole RF. The role of environmental exposure to non-cigarette smoke in lung disease. Clin Transl Med [Internet]. 2018 Dec [cited 2023 May 26];7(1):39. Available from: /pmc/articles/PMC6279673/

19.   Jain V, Vashisht R, Yilmaz G, Bhardwaj A. Pneumonia Pathology. StatPearls [Internet].
      2022 Aug 1 [cited 2023 Jun 16]; Available from:
      https://www.ncbi.nlm.nih.gov/books/NBK526116/

20.   Reyes R, Nelson H, Zerriffi H. Firewood: Cause or consequence? Underlying drivers of
      firewood production in the South of Chile. Energy for Sustainable Development. 2018
      Feb 1;42:97–108.

21.   Diekman ST, Pope D, Falk H, Ballesteros MF, Dherani M, Johnson NG, et al. WHO
      Indoor Air Quality Guidelines: Household Fuel Combustion. [cited 2023 May 27];
      Available from: http://www.who.int/indoorair/guidelines/hhfc

22.   Barnes BR. Behavioural Change, Indoor Air Pollution and Child Respiratory Health in
      Developing Countries: A Review. International Journal of Environmental Research and
      Public Health 2014, Vol 11, Pages 4607-4618 [Internet]. 2014 Apr 25 [cited 2023 May
      27];11(5):4607–18. Available from: https://www.mdpi.com/1660-4601/11/5/4607/htm

23.   Elleman R. Washington State University. 2015 [cited 2023 May 28]. Agricultural Smoke
      | Missoula   Fire   Sciences   Laboratory.   Available   from:
      https://www.firelab.org/project/agricultural-smoke

24.   Lan R, Eastham SD, Liu T, Norford LK, Barrett SRH. Air quality impacts of crop residue
      burning in India and mitigation alternatives. Nature Communications 2022 13:1
      [Internet]. 2022 Nov 14 [cited 2023 May 28];13(1):1–13. Available from:
      https://www.nature.com/articles/s41467-022-34093-z

25.   Spengler RN. Dung burning in the archaeobotanical record of West Asia: where are we
      now? Veg Hist Archaeobot [Internet]. 2019 May 15 [cited 2023 May 28];28(3):215–27.
      Available from: https://link.springer.com/article/10.1007/s00334-018-0669-8

26.   Larcombe AN, Kicic A, Mullins BJ, Knothe G. Biodiesel exhaust: The need for a
      systematic approach to health effects research. Respirology [Internet]. 2015 Oct 1 [cited
      2023 May 28];20(7):1034–45. Available from:
      https://onlinelibrary.wiley.com/doi/full/10.1111/resp.12587

27.   MSP ECUADOR. Manual del Modelo de Atención Integral de Salud - MAIS [Internet]. Ecuador; 2018 [cited 2023 Jun 12]. 210 p. Available from: https://www.hgdc.gob.ec/images/DocumentosInstitucionales/Manual_MAIS-MSP12.12.12.pdf

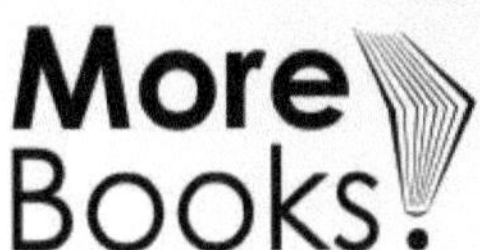

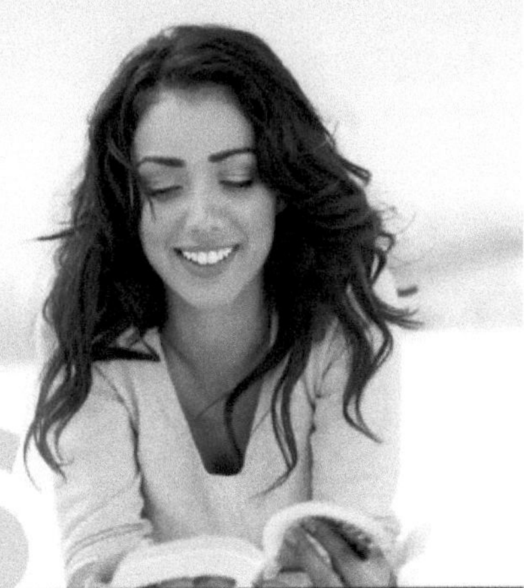

yes
I want morebooks!

Buy your books fast and straightforward online - at one of world's fastest growing online book stores! Environmentally sound due to Print-on-Demand technologies.

Buy your books online at
www.morebooks.shop

¡Compre sus libros rápido y directo en internet, en una de las librerías en línea con mayor crecimiento en el mundo! Producción que protege el medio ambiente a través de las tecnologías de impresión bajo demanda.

Compre sus libros online en
www.morebooks.shop

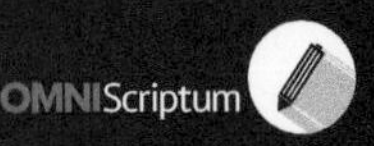

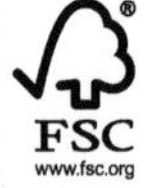

Printed by Books on Demand GmbH, Norderstedt / Germany